守护健康

学会吃！快速调理 甲状腺疾病

胡维勤 ◎主编

黑龙江科学技术出版社
HEILONGJIANG SCIENCE AND TECHNOLOGY PRESS

图书在版编目（ＣＩＰ）数据

学会吃！快速调理甲状腺疾病 / 胡维勤主编. -- 哈
尔滨 ： 黑龙江科学技术出版社，2018.1
（守护健康）
ISBN 978-7-5388-9432-5

Ⅰ.①学…　Ⅱ.①胡…　Ⅲ.①甲状腺疾病－食物疗法
Ⅳ.①R247.1

中国版本图书馆CIP数据核字(2017)第304469号

学 会 吃 ！ 快 速 调 理 甲 状 腺 疾 病
XUE HUI CHI! KUAISU TIAOLI JIAZHUANGXIAN JIBING

主　　编	胡维勤
责任编辑	马远洋
摄影摄像	深圳市金版文化发展股份有限公司
策划编辑	深圳市金版文化发展股份有限公司
封面设计	深圳市金版文化发展股份有限公司
出　　版	黑龙江科学技术出版社
	地址：哈尔滨市南岗区公安街70-2号　邮编：150007
	电话：（0451）53642106　传真：（0451）53642143
	网址：www.lkcbs.cn
发　　行	全国新华书店
印　　刷	深圳市雅佳图印刷有限公司
开　　本	685 mm×920 mm　1/16
印　　张	13
字　　数	180千字
版　　次	2018年1月第1版
印　　次	2018年1月第1次印刷
书　　号	ISBN 978-7-5388-9432-5
定　　价	39.80元

目录 CONTENTS

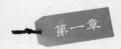 **第一章** ## 被严重忽略的甲状腺疾病

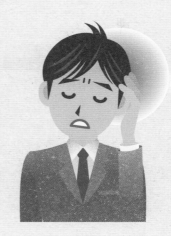

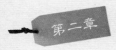

单纯性甲状腺肿

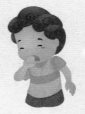

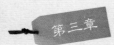

甲状腺功能减退症

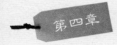 **第四章**

甲状腺功能亢进症

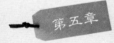 **第五章**

碘缺乏病

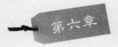

第六章　高碘性甲状腺肿

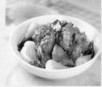

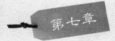

第七章　结节性甲状腺肿

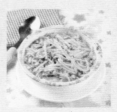

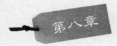 **第八章** # 慢性纤维性甲状腺炎

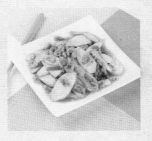

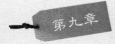 **第九章** # 急性甲状腺炎

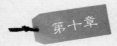

亚急性甲状腺炎

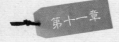

产后甲状腺炎

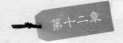

甲状腺结节

第十三章 甲状腺腺瘤

第十四章 甲状腺癌

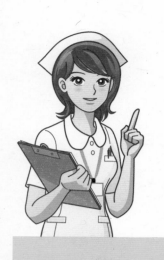

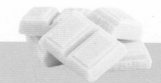

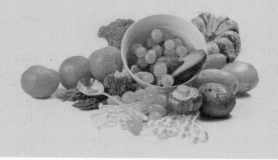

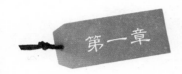

第一章

被严重忽略的甲状腺疾病

近年来，甲状腺疾病越发猖獗，已发展成为大众疾病。但很多人对于甲状腺疾病还不是很了解，往往忽视它，导致甲状腺发生病变，引发各种甲状腺疾病。

本章针对甲状腺疾病，详细地介绍了什么是甲状腺、什么是甲状腺疾病、甲状腺的功能以及甲状腺疾病的危害等，希望对想了解甲状腺疾病的您有所帮助。

一、什么是甲状腺

甲状腺由内层的固有被膜和外层的外科被膜包裹。甲状腺靠外科被膜固定在气管和环状软骨上，左右两叶上极内侧有悬韧带将甲状腺悬吊在环状软骨上，所以我们在做吞咽动作时，腺体会随之上下移动。

甲状腺的定义及位置

甲状腺位于人体颈部前方紧贴着气管的第三、四软骨环前面的位置，即位于喉下部气管上部前侧的软组织内。甲状腺是人体最大的内分泌腺，吞咽时可随喉部上下移动，其位置是在"喉结"下方的2~3厘米处。

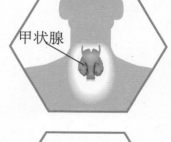

甲状腺分为左、右两侧叶，中间则以峡部相连，呈现英文字母"H"的形状，因其外形似蝴蝶，又如盾甲，所以称为甲状腺。

甲状腺呈薄薄的一层，棕红色，每个侧叶长2.5～4.0厘米，宽1.5～2.0厘米，厚1.0～1.5厘米，上极尖细，下极圆钝，前凸后凹，峡部宽度约2厘米，高度约2厘米。成人甲状腺的平均重量为20～30克，女性的甲状腺比男性的略大一些。

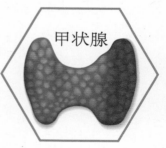

甲状腺很小、很薄，位于皮下，正常情况下，我们是不能清楚地看到或触摸到的。

甲状腺虽然很小，但却是人体不可缺少的最重要的腺体之一，它在人体的生长发育过程中发挥着不可替代的重要作用。

如果在颈部位置能够摸得到甲状腺的话，即使我们看不见，也都会认为是甲状腺肿大。不过，这种甲状腺肿大很多时候是生理性的，尤其是女性在青春发育期时。但也有可能是病理性的。

甲状腺与人体的生长、发育及新陈代谢有着密切的联系，它关乎着人体的健康质量。

引起甲状腺疾病的原因

① 情志失调、精神压力大

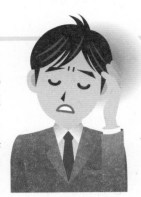

在生活或工作上精神压力大，如长期精神忧虑、情绪焦躁、脑神经绷紧等，都会引起甲状腺疾病的发生。

甲状腺疾病的发生与情志失调有密切关系，保持良好的心态、乐观的生活态度，可以明显减少甲状腺疾病的发生。

② 摄碘过多或缺乏碘元素

碘是合成甲状腺激素的重要物质，饮食中的碘元素对甲状腺的影响最大，摄碘不足或摄碘过多都会引起甲状腺病变。缺碘可引起甲状腺肿，甲状腺功能减退；而过量摄入碘，可引起碘源性甲状腺功能亢进。

③ 环境因素

日常居住及生活环境与甲状腺疾病的发生有着密切的关系。甲状腺是人体内非常敏感的内分泌器官，外界环境因素，如空气、水、土壤和食物中的有害化学物质都有可能会刺激甲状腺，引起并诱发甲状腺疾病。

④ 过度劳累

四肢无力、头晕目眩、疲惫乏力等，这些过度劳累的症状都会加重甲状腺的负担，降低人体的免疫力，长此以往更会导致甲状腺处于一种不稳定的状态，在外界因素的影响下，如化学刺激或细菌病毒侵犯时，容易发生甲状腺病变。

⑤ 遗传因素

遗传因子对甲状腺疾病有着至关重要的影响。家族遗传性酶缺陷可以引起甲状腺激素合成障碍，诱发甲状腺疾病。遗传性因素是引发甲状腺疾病的一个最重要的原因。

⑥ 内分泌激素异常冲突

促甲状腺激素（简称TSH）是腺垂体分泌的促进甲状腺的生长和功能的激素。这种抗独特型TSH与人体分泌的独特型TSH有相互作用，可以影响TSH电阻负反馈效应，刺激甲状腺抗体和受体的结合。

⑦ 药物所致

服用或者长期服用一些药物也会引起甲状腺肿大。例如磺胺药、对氨基水杨酸、保太松、碘剂、抗甲状腺药物都可影响甲状腺对甲状腺素的合成与分泌，导致甲状腺肿大。

⑧ 其他因素

感染、发育不良和垂体肿瘤分别会引起急性甲状腺炎、甲状腺先天异常和垂体性甲亢。

二、甲状腺的功能是什么

甲状腺是人体内分泌系统的重要器官，与神经系统紧密联系，主要作用是合成、储存及分泌人体所需的甲状腺激素，调节机体代谢。总体来说，甲状腺有以下功能。

提高中枢神经系统的兴奋性

甲状腺激素能够提高中枢神经系统的兴奋性，可以加强和调控其他激素，起到加快心率、加强心缩力和增加心输出量等作用。

促进代谢作用

①产热效应

甲状腺激素可使绝大多数组织的耗氧率和产热量增加，也能增加其活力。甲状腺功能亢进时，机体产热量增加，基础代谢也跟着增高，人的体温会偏高，患者表现出喜凉怕热的特征；甲状腺功能低下时，机体产热量减少，基础代谢也跟着降低，人的体温会偏低，患者表现出喜热怕寒的特征。

②对蛋白质、糖和脂肪代谢的影响

甲状腺激素能促进蛋白质合成，特别是使骨、骨骼肌、肝等蛋白质合成明显增加，有助于幼年时的生长、发育；甲状腺激素能促进小肠黏膜对糖的吸收，增强糖原分解，抑制糖原的合成，还能促进外周组织对糖的利用；甲状腺激素可促进脂肪酸氧化，增强儿茶酚胺与胰高血糖素对脂肪的分解作用，既可以促进胆固醇的合成，又能加速胆固醇的降解。

促进生长发育

甲状腺激素对于神经系统有非常重要的作用，可在婴儿时期促进人体的生长发育，主要是促进骨骼、大脑和生殖器官的生长发育。当甲状腺激素分泌不足或分泌过量时，身体与智力的发育都会受到一些影响，还可能引起某些疾病。

三、甲状腺疾病主要有哪些

甲状腺疾病是一类只发生在甲状腺器官上的疾病，是由多种因素造成的甲状腺功能增强、减弱，合成和分泌甲状腺激素过多或过少所导致的一种常见内分泌疾病，常见的甲状腺疾病主要有以下几种。

单纯性甲状腺肿

单纯性甲状腺肿除了甲状腺肿大的症状之外，往往无其他症状。

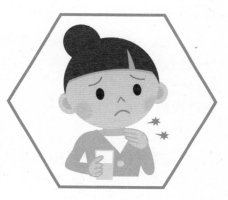

单纯性甲状腺肿是由多种原因引起的甲状腺肿，多数单纯性甲状腺肿患者没有明显的病因，部分患者的发病可能与自身缺乏碘元素、经常饮用深井水、食用导致甲状腺肿病发的食物、吸烟及家族性遗传等几种因素有关。

甲状腺功能亢进症

甲状腺功能亢进症（简称"甲亢"），是甲状腺功能增强，合成、分泌甲状腺激素增多，使甲状腺激素在血液循环中水平增高所引发的一组内分泌疾病。

甲亢患者主要表现有体重减少、情绪激动、心慌、怕热、汗多、头晕乏力、进食和便次增多等，同时伴有脖子增粗和双眼外突症状。

甲状腺功能减退症

甲状腺功能减退症简称"甲减"，是甲状腺激素合成与分泌不足，或甲状腺激素生理效应不好而导致的疾病。

甲减患者主要表现为面色苍白、记忆力减退、怕冷少汗、周身乏困、整日思睡、厌食腹胀或四肢憋胀等，甚至诱发呆小病。按其病因可分为原发性甲减、继发性甲减及周围性甲减三类。

甲状腺结节

甲状腺结节是指在甲状腺内的肿块，可随吞咽动作上下移动，是临床常见的一种甲状腺病。

甲状腺结节可分多发性和单发性两种，多发结节比单发结节的发病率高，但单发结节甲状腺癌的发生率较高。临床上表现的症状为结节性甲状腺肿、结节性毒性甲状腺肿、炎性结节、甲状腺囊肿和甲状腺肿瘤。

甲状腺炎

甲状腺炎是一种常见的甲状腺疾病，女性多见。甲状腺炎主要有急性甲状腺炎、亚急性甲状腺炎、慢性淋巴细胞性甲状腺炎、产后甲状腺炎、慢性侵袭性纤维性甲状腺炎等几种。

甲状腺肿瘤

甲状腺肿瘤是头颈部常见的肿瘤，女性多见。

甲状腺肿瘤种类多，可分良性肿瘤和恶性肿瘤。一般来说，大多数的甲状腺肿瘤都是良性的，但是如果良性的甲状腺肿瘤得不到及时的治疗，就有可能转化为恶性的甲状腺肿瘤。

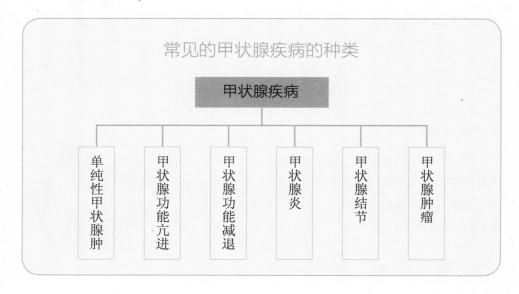

四、甲状腺疾病的危害有哪些

　　甲状腺疾病患者在患病时，除了表现出脖子粗大之外，并没有较特别明显的症状，但是如果疏于调理，甚至不及时治疗，就有可能导致呆小病、精神不集中、记忆力差等，严重时甚至会导致不孕不育等后果。

影响身体代谢

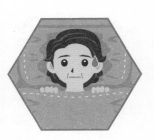

　　甲状腺疾病会给患者带来烦恼，影响机体的代谢，进而影响到患者的身心健康。

　　当影响了身体代谢时，主要的症状是心情低落、心跳急促或心率不齐、容易紧张、不好入睡或浅眠、出汗量变多；还有精神萎靡不振、疲惫乏力、记忆力差、反应迟缓、体重无故减轻，常觉得沮丧或心神不宁等。

压迫食管、气管

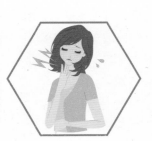

　　患有甲状腺结节、肿大等甲状腺疾病的患者，在颈部会出现甲状腺肿块增大的现象，从而压迫到气管、食管，很容易造成呼吸不顺、吞咽困难，会进一步影响食欲，造成食欲减退、体重减轻、身形消瘦等。如果肿块继续增大，甚至会造成窒息，危及性命。

导致矮小症

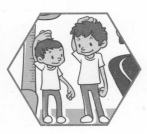

　　甲状腺对小孩的影响是非常重大的。甲状腺激素能促进发育期小孩的身体和智力的发育，但一旦患了甲状腺疾病，也很容易导致患者出现身材矮小、智力低下的症状，也就是我们常说的"矮小症""呆小症"。

遗传性

甲状腺疾病往往具有遗传性，呈现出家族性特征，如家族性甲亢。孕妇可能会因为甲状腺分泌不正常而影响胎儿的脑部发育，生出智商较低的小孩，这会给下一代的生活带来极大阻碍。因此一旦患了甲状腺疾病，一定要抓紧治疗，以免耽误了培育下一代的良好时机。

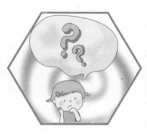

导致不孕不育

甲状腺疾病在严重到一定程度时，容易引起人体内分泌紊乱，导致月经不调，以及导致成年患者的生殖系统出现异常，增加流产的风险，严重时甚至会导致不孕不育。

为下一代着想，应该积极治疗甲状腺疾病。

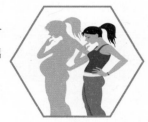

影响形象，打击自信心

患了甲状腺肿大，其常见症状是脖子粗大、突眼，这些异常的症状会给甲状腺患者带来不少影响，导致形象上的不美观，而大多数爱美的人，会因为身体上出现这样的变化而产生自卑心理。长期以往，会对患者的身心健康、与人交际等方面产生严重影响，从而影响到患者的正常生活。

引起并发症

甲状腺疾病在严重到一定程度时，还会引发一系列的并发症，会出现全身黏液性水肿，使各个器官功能受到损害，如对肝脏以及肾脏功能的损害，还会对呼吸道、食管、胸腔等部位产生影响。

此外，甲状腺疾病还会导致眼球突出，引发视力方面的问题。

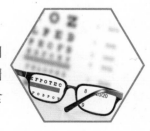

终身需要药物维持

甲状腺疾病到了晚期，病发严重以致无法治疗时，患者只能选择终身使用药物，更甚者还会出现生命危险。

五、甲状腺疾病的高危人群主要有哪些

甲状腺疾病的高危人群有甲状腺疾病的家族成员、缺碘及多碘者、精神压力大的人群和女性群体等。

甲状腺疾病家族者的成员

遗传性甲状腺病使得家族性甲状腺病患者成为甲状腺疾病高危人群之首。有些甲状腺疾病往往会带有遗传性，呈现出家族性特征，例如家族性甲亢。女性若患有甲状腺疾病，养病期间最好不要妊娠，以免将甲状腺疾病带给腹中的胎儿。

缺碘、多碘者

碘是合成甲状腺的原料之一，生活中我们都应该科学合理地摄入碘。摄入碘不足或过多都会引起甲状腺病变。在高原、山区的居民因生活中缺碘，往往成为主要的缺碘人群，很容易引发甲减等甲状腺疾病；而居住在沿海地区的居民因为生活中碘含量的充足，往往容易因补碘过多而导致甲亢、甲状腺肿大等甲状腺疾病。缺碘、少碘都易引发相应的甲状腺疾病。

精神压力大的人群

精神压力大的甲状腺患者往往会表现出疲劳乏力、精神不济、心跳急促或心率不齐、血压升高、神经紧张、不好入睡或浅眠、出汗量变多等症，体重无故减轻，常觉得沮丧或心神不宁，情绪低落或起伏不定，还会导致眼球突出的问题。

女性群体

甲状腺疾病特别钟爱女性群体，因为女性较男性更易患上甲状腺疾病。随着女性甲状腺疾病患者的人数不断攀升，俨然成为甲状腺疾病患者的主力军，尤以怀孕和分娩后的女性最为常见。患者常常表现出内分泌紊乱，月经不正常，甚至有停经的现象。严重者还会导致不孕不育。

六、甲减会给女性群体带来什么样的影响

甲减是由于身体的甲状腺素分泌不足，不能够正常供应我们身体所需的甲状腺激素而导致的一系列综合征。这种常见的内分泌疾病主要以女性群体居多，在人群中，每6个女性就会有一个可能患上"甲减"。

甲减对女性自身的影响

甲减对女性的影响是巨大的，轻者可引起体重增加、易衰老、精神萎靡不振、怕冷、注意力难集中、记忆力差、反应迟钝等症状；严重者会引起内分泌紊乱、月经不调、排卵少等，甚至导致育龄期女性不能正常怀孕和生育。

甲减对孕妇产生的影响

女性是甲减的多发群体，甲状腺激素在维持女性生殖系统功能正常方面发挥着至关重要的作用。我国妊娠"甲减"的患病率是很高的，约每10名孕妇中就有1人患妊娠"甲减"。

一般甲减会使女性的受孕率降低，严重时身体各个系统组织，包括卵巢都会处于黏液性水肿的状态，对受孕造成很大影响。有些病情较轻的患者虽能怀孕，但流产或死胎率较高。

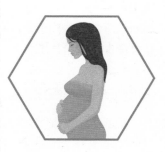

甲减对下一代产生的影响

甲减对孕妇下一代产生的影响也是很大的。

在妊娠早期，胎儿的神经系统发育主要依赖母亲的甲状腺激素，若母亲甲状腺功能低下、甲状腺激素水平偏低，将会影响胎儿的头脑发育。

婴儿发病者会出现呆小症，而2~3岁的幼儿发病者主要是影响生长发育，表现为个子低、智力低下。

七、如何预防甲状腺疾病

近些年，患甲状腺疾病的人数不断攀升，甲状腺病俨然已成为生活中不可忽视的疾病，而想要最大程度地遏止其发生，最好的方法就是做到"防患于未然"。

预防摄碘过多或过少

碘是合成甲状腺的原料之一，碘元素虽然对我们身体起着不可忽视的作用，但是摄入量应该保持在一定的范围内，体内碘元素过少或者过多，都很容易引发甲状腺疾病。

高原、山区地区居民由于居住环境缺碘，导致日常饮食中含碘不足，因此可以多用碘化盐来煮菜；而沿海地区的居民身处高碘环境下，则应该控制体内碘元素的摄入，少食含碘丰富的海产品，少食深加工或精加工食品。

避免某些食物的摄入

生活中，饮食习惯对甲状腺也会产生一些影响。

长期大量食用包括卷心菜、油菜、木薯、核桃、大豆、萝卜等在内的蔬菜，以及长期过多摄入辛辣、刺激性食物，如葱、蒜、花椒、辣椒、桂皮、姜等，也都有可能引起甲状腺疾病。

因此，在生活中尽量做到均衡饮食，不偏食、不挑食，做到多种食材搭配，养成健康的饮食习惯，对保护甲状腺也是很有益处的。

忌服某些药物

在生活中，如果经常服用或长久服用某些药物，如氰化钾、过氯酸钾、对氨水杨酸、保泰松、磺胺、硫脲类药物等，由于药物的作用，在进入人体内后，也可能在某种程度上阻止甲状腺激素的合成与分泌，使得血中甲状腺素减少，进一步促进甲状腺激素增多，而引发甲状腺肿大等甲状腺疾病。

因此，服药之前应先了解清楚所服药物的特性以及相应的不良反应，尤其是服用西药时更应该注意，以免给甲状腺带来不必要的负面影响。

避免环境污染

在我们生存的各种环境中，存在着各种各样的化学物质，例如环境化学污染物、天然或人工合成激素等，其中有很多不仅对人体有害，给我们生存的环境也带来了许多负面的影响，严重危害到身体的健康。

更严重的是，其中的某些化学物质，有可能促进甲状腺疾病的发生，进一步造成机体内分泌系统功能紊乱，加剧了甲状腺疾病的危害程度。

因此，要防止环境污染，远离有害化学物质刻不容缓，这对于预防甲状腺疾病也有着不可忽视的作用。

保持身心愉快

甲状腺疾病是一种与情绪密切相关的"心身疾病"。研究发现，情绪起伏不定会严重影响到甲状腺激素的分泌，进而诱发甲亢等甲状腺疾病的发生。

因此，要战胜甲状腺疾病，并做到有效预防甲状腺疾病，重在保持积极乐观的心态。同时，还要积极锻炼身体，提高免疫力和抵抗力。

过度劳累

四肢无力、疲倦、头重、嗜睡、无力、精神不集中、焦躁不安、没有耐性、情绪低落、无热情、经常出差错等，都属于过度劳累状态下会出现的症状，而正是这些不良症状，会加重甲状腺的负担，影响甲状腺正常的功能运作，从而降低人体的免疫力，长此以往，极容易导致甲状腺疾病。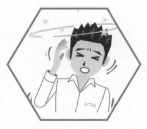

所以，适当寻求舒适的生活、工作方式，做到劳逸结合，保持健康的作息，也是预防甲状腺病的有效方法之一。

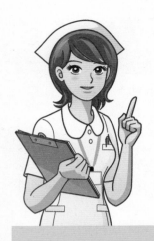

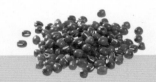

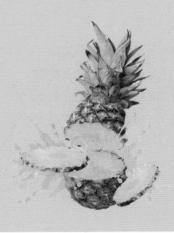

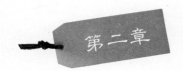

第二章

单纯性甲状腺肿

单纯性甲状腺肿，俗称"大脖子病"。本章将介绍单纯性甲状腺肿的症状、病因和危害，并介绍一些患者宜吃的食物，包括高热量高碘食物、高蛋白高碘食物，列举单纯性甲状腺肿患者禁食的食物、居家中医疗法。

单纯性甲状腺肿

单纯性甲状腺肿，俗称"大脖子病""粗脖子病"或"瘿脖子病"，根据发病的流行情况，可分为地方性和散发性两种。

症状

单纯性甲状腺肿的主要症状是出现甲状腺肿大，但通常不伴有明显的甲状腺功能亢进或减退，且甲状腺功能正常，又被称为非毒性甲状腺肿。

1.甲状腺肿大或颈部出现肿块

甲状腺肿大是单纯性甲状腺肿最主要且具特征性的临床表现，患者容易感觉到颈部变粗或衣领发紧。

甲状腺肿大早期会出现弥漫性甲状腺肿大症状，观察可见肿大的甲状腺表面光滑、质软，随着吞咽的动作而上下活动。随着病程发展，可逐渐出现甲状腺结节性肿大，一般为不对称性、多结节性，多个结节聚集在一起，表现为颈部出现肿块。

甲状腺肿一般无疼痛，如有结节内出血则可出现疼痛。

2.压迫症状

压迫症状是单纯性甲状腺肿的重要症状，通常在病程的晚期出现。

出现压迫症状时，通常是压迫到气管，而轻度气管受压通常无症状，但受压较重时可引起喘鸣、呼吸困难、咳嗽。

当甲状腺肿向后生长并包绕食管时，会出现压迫食管现象，引起吞咽不畅或吞咽困难。单纯性甲状腺肿很少压迫喉返神经，但如果出现该症状，要高度警惕恶变的可能性。

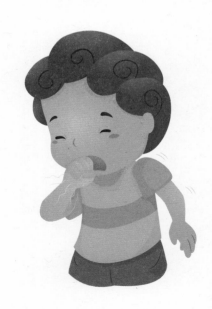

病因

单纯性甲状腺肿，是以缺碘、致甲状腺肿物质或相关酶缺陷等原因所致的非炎症性或非肿瘤性的甲状腺肿大。

1.碘缺乏

在我国某些地区会出现碘缺乏现象，而碘是人体合成甲状腺激素的必需元素，一旦补给不足，机体就不能合成足够的甲状腺激素，而反馈刺激垂体TSH升高，促使甲状腺增生而引起甲状腺肿。

碘元素的缺乏，是单纯性甲状腺肿最为常见的致病因素。

2.药物

碘化物、氟化物、锂盐、氨基比林、氨鲁米特、磺胺类、保泰松、胺碘酮、磺胺丁脲、甲巯咪唑、丙硫氧嘧啶等多种药物，通过不同的机制，干扰或抑制甲状腺激素在合成过程中的各个环节，最终影响了甲状腺激素的合成，反馈引起TSH升高，也会引起单纯性甲状腺肿。

3.酶缺陷

由于碘化物运输酶缺陷、过氧化物酶缺陷、去卤化酶缺陷、碘酪氨酸耦联酶缺陷等多种酶缺陷，导致甲状腺激素在合成过程中缺乏某些酶而致病。这也是导致单纯性甲状腺肿的病因之一。

4.吸烟

吸烟时的吸入物中含有硫氰酸盐，这是一种可导致甲状腺肿的物质。因此吸烟后，会导致吸烟者的血清甲状腺球蛋白水平高于非吸烟者，从而引起单纯性甲状腺肿。

5.遗传因素

遗传是产生单纯性甲状腺肿的因素之一，在散发性甲状腺肿患者中所占比例较多。甲状腺肿常带有家族聚集性。

6.其他疾病

像皮质醇增多症、肢端肥大症、终末期肾脏疾病等患者，也有可能发生单纯性甲状腺肿。

危害

一般情况下，单纯性甲状腺肿的甲状腺功能正常，但病变严重时，也会出现甲状腺功能亢进或减退现象，极少数还可能引发癌变。

在严重缺乏碘元素的流行区，尤其是女性患者的子女还可发生克汀病。

宜食高热量、高碘食物

海蜇

热量含量　310千焦/100克
碘含量　132微克/100克

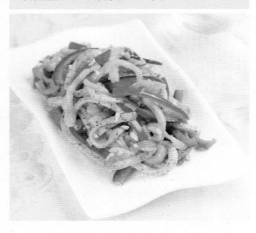

带鱼

热量含量　531千焦/100克
碘含量　5.5微克/100克

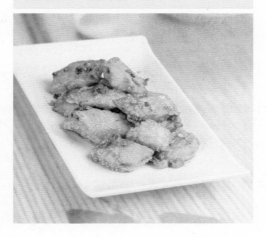

▌海蜇拌魔芋丝

原料 海蜇丝120克，魔芋丝140克，彩椒条70克，蒜末少许，盐、鸡粉各少许，白糖3克，芝麻油2毫升，陈醋5毫升

制作

1 锅中注入适量清水烧开，倒入洗净的海蜇丝，煮半分钟，再入魔芋丝拌匀，煮半分钟。

2 再放入彩椒条略煮后，捞出全部食材，沥干水分，装碗。

3 放入蒜末，加盐、鸡粉、白糖、芝麻油、陈醋，拌匀调味即可。

▌酥炸带鱼

原料 带鱼300克，蛋黄45克，花椒、葱花各少许，生粉、生抽、盐、料酒各适量，食用油适量，鸡粉适量，辣椒油适量

制作

1 将带鱼洗净，加生抽、盐、鸡粉、蛋黄、生粉腌渍10分钟，再入四成熟油锅炸至金黄后捞出，沥油。

2 锅底留油，倒入花椒爆香，放入带鱼，淋料酒、生抽、辣椒油，加盐、葱花翻炒出葱香味即可。

皮蛋

热量含量　715千焦/100克
碘含量　6.8微克/100克

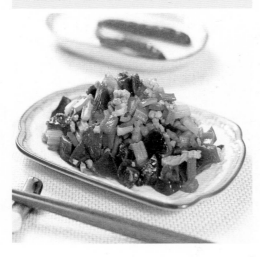

豆腐干

热量含量　585.7千焦/100克
碘含量　46.2微克/100克

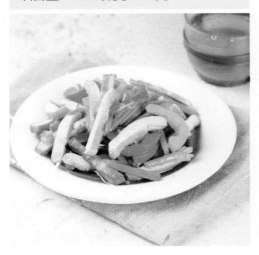

辣炒皮蛋

原料 皮蛋2个，芹菜1棵，红辣椒1个，肉馅120克，酱油5毫升，盐3克，白糖2克，胡椒粉少许，食用油适量

制作

1 皮蛋去壳切丁；芹菜、红辣椒均洗净切碎。

2 先用油爆炒肉馅，待肉色变白时盛出。

3 另起锅炒皮蛋丁及芹菜碎、辣椒碎，然后将肉馅回锅，加入酱油、盐、白糖、胡椒粉调味，炒匀即可出锅。

芹菜拌豆腐干

原料 芹菜段85克，豆腐干100克，彩椒条80克，蒜末少许，盐3克，鸡粉2克，生抽4毫升，芝麻油2毫升，陈醋5毫升，食用油适量

制作

1 豆腐干洗净切条。

2 锅中注入适量水烧开，放入盐、食用油、豆腐干拌匀煮沸，放入芹菜段、彩椒条略煮，捞出沥干，装入碗。

3 放入蒜末、鸡粉、盐、生抽、芝麻油、陈醋，继续搅拌片刻。盛出，装入盘中即可。

红豆

热量含量　1292千焦/100克
碘含量　7.8微克/100克

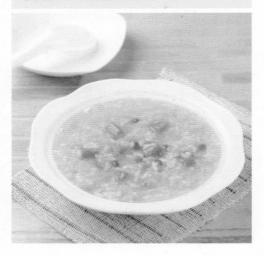

红豆南瓜粥

原料 水发红豆85克，水发大米100克，南瓜120克

制作

1　南瓜洗净去皮，切丁，备用。

2　锅中注入适量清水烧开，倒入洗净的大米，搅匀，加入红豆拌匀，用小火煮30分钟，至食材软烂。倒入南瓜丁，搅拌匀，用小火续煮5分钟，至全部食材熟透。

3　搅拌一会儿，再将煮好的红豆南瓜粥盛出，装入汤碗中即可。

茶树菇

热量含量　1167.3千焦/100克
碘含量　17.1微克/100克

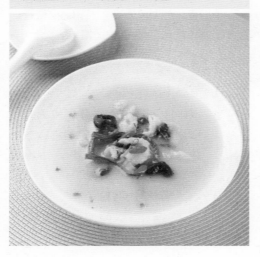

茶树菇草鱼汤

原料 水发茶树菇90克，草鱼肉200克，葱花、枸杞各少许，盐、鸡粉、胡椒粉、料酒各适量，芝麻油适量

制作

1　茶树菇洗净切去老茎；草鱼肉洗净切片，加料酒拌匀，腌渍。

2　锅中注水烧开，放入茶树菇，煮约1分钟，捞出，沥干。

3　另起锅，注水烧开，入茶树菇、洗净的枸杞、芝麻油、盐、鸡粉、胡椒粉、料酒拌匀，大火煮沸，入鱼片煮熟装入碗，撒入葱花即可。

宜食高蛋白质、高碘食物

鸽子肉

蛋白质含量　16.5克/100克
碘含量　16.3微克/100克

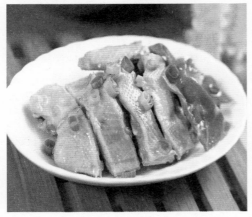

猪血

蛋白质含量　18.9克/100克
碘含量　5.5微克/100克

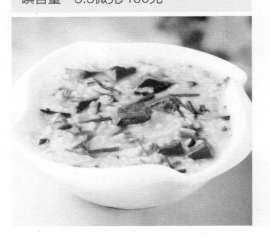

火腿鸽子

原料乳鸽2只，熟火腿片100克，料酒、盐、清汤、葱末、姜末各适量

制作

1 将鸽子收拾干净，再入开水中氽烫，捞出。

2 鸽子放入盘内，加葱末、姜末、料酒、盐，上屉蒸至七成熟，取出，去骨头；将鸽肉放在汤碗内的一边，另一边放熟火腿片。

3 将清汤倒入盛鸽肉的汤碗内，加盖，上笼蒸至鸽肉烂熟即可。

猪血韭菜粥

原料猪血200克，水发大米150克，韭菜90克，姜片少许，盐2克

制作

1 韭菜洗净切段；猪血洗净切方块；大米洗净。

2 锅中注水烧开，倒入大米拌匀，煮沸后用小火煮30分钟，至米粒变软，放入姜片、猪血块拌匀，用小火煮3分钟，至猪血八成熟，倒入韭菜段，待其断生后加入盐搅匀调味，煮至食材熟透即成。

海参

蛋白质含量　16.5克/100克
碘含量　923微克/100克

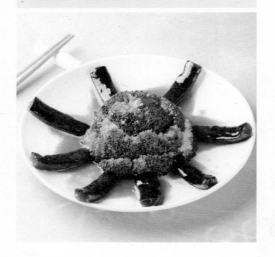

虾米

蛋白质含量　43.7克/100克
碘含量　82.5微克/100克

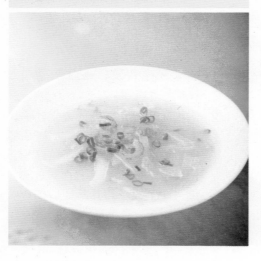

▍鲍汁海参

原料 水发海参420克，西蓝花400克，鲍鱼汁40克，高汤800毫升，盐3克，白糖2克，老抽2毫升，料酒5毫升，水淀粉适量，食用油适量

制作

1　海参洗净，切条，氽水；西蓝花洗净，切朵，焯水后捞出摆盘。

2　用油起锅，入海参、料酒、高汤、鲍鱼汁，加白糖、盐、老抽调味，用大火煮沸。

3　倒入水淀粉炒匀至入味，装盘，均匀淋上锅中汤汁即成。

▍冬瓜虾米汤

原料 冬瓜400克，虾米40克，姜片、葱花各少许，盐2克，鸡粉3克，胡椒粉、料酒、食用油各适量

制作

1　冬瓜洗净，去皮、瓤，切条。

2　用油起锅，放入姜片、洗净的虾米炒香，淋入料酒，炒匀提鲜。

3　倒入适量清水，用大火煮沸，再放入冬瓜条，煮2分钟至食材熟透。

4　放入适量盐、鸡粉、胡椒粉，搅匀调味，煮至食材入味，撒上葱花即可。

黄鱼

蛋白质含量　17.7克/100克
碘含量　5.8微克/100克

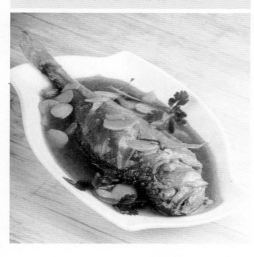

杏仁

蛋白质含量　22.5克/100克
碘含量　8.4微克/100克

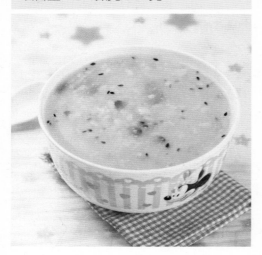

▌蒜烧黄鱼

原料 黄鱼400克，蒜片35克，姜片、葱段、香菜各少许，盐3克，鸡粉2克，生抽8毫升，料酒8毫升，生粉、白糖、蚝油、老抽各适量，食用油适量

制作

1　将黄鱼处理干净，切一字花刀，加盐、生抽、料酒腌渍15分钟，再撒生粉，入六成热油锅炸至金黄后捞出。

2　锅底留油，入蒜片、姜片、葱段爆香，加水、盐、鸡粉、白糖、生抽、蚝油、老抽，拌匀，大火煮至沸，入黄鱼煮2分钟至入味后，盛出装盘，撒上香菜即可。

▌芝麻杏仁粥

原料 水发大米120克，黑芝麻6克，杏仁12克，冰糖25克

制作

1　锅中注入适量清水，用大火烧热，放入洗净的杏仁，倒入泡好的大米，搅拌匀。

2　撒上洗净的黑芝麻搅拌，使食材散开。

3　用大火煮沸，再转小火煮约30分钟至米粒变软。

4　放入冰糖，轻轻搅拌匀，再用中火续煮一会儿，至糖分完全溶化。

单纯性甲状腺肿
患者禁食食物

芥菜

不宜吃的原因：

芥菜属芸薹属，其中含有多种维生素等营养成分，但也含有少量能导致甲状腺肿大的物质，这种物质在进入人体后，会干扰甲状腺对微量元素碘的吸收和利用，很容易加重单纯性甲状腺肿患者的病情，因此不宜食用。

木薯

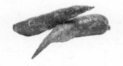

不宜吃的原因：

木薯为世界三大薯类之一，其主要用途是食用，含有多种营养成分，而其所含的有机氰化物是一种能引起甲状腺肿大的物质，在进入人体后会阻碍甲状腺激素的合成，干扰甲状腺对碘的利用，因此患有单纯性甲状腺肿的人不宜食用。

卷心菜

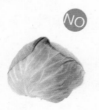

不宜吃的原因：

卷心菜中含有有机氰化物，是阻碍甲状腺激素合成的主要因素，会干扰甲状腺对碘的利用，有单纯性甲状腺肿症状的患者如果长期过多食用，就容易影响甲状腺的正常功能，从而可引起甲状腺代偿性肿大。

白萝卜

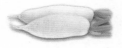

不宜吃的原因：

白萝卜在饮食和中医食疗领域都有广泛应用，是营养价值较高的食物。但是白萝卜中含有硫脲类物质，这是一种容易导致甲状腺肿大的物质，患有单纯性甲状腺肿的人如果经常过多食用，较容易引起甲状腺肿大，从而加重病情。

土豆

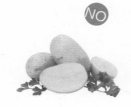

不宜吃的原因：

土豆是淀粉含量非常丰富的食物，但是因为土豆中含有一种叫氰酸糖着的氰化物，这种物质在进入人体后，会产生硫氰酸盐，很容易阻碍甲状腺摄取碘元素，继而引起甲状腺肿大，因此患有单纯性甲状腺肿的人不宜过多食用。

黄豆

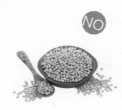

不宜吃的原因：

黄豆虽然含有多种营养物质，但患有单纯性甲状腺肿的人如果久食黄豆，可妨碍肠道内甲状腺激素的重吸收，使甲状腺激素在粪便中丢失增多，引起甲状腺激素的相对不足，从而导致甲状腺肿大，对病情恢复不利。

居家中医疗法

竹叶茅根饮

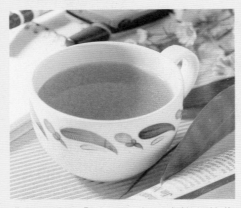

【调理功效】本品具有化痰软坚的作用，适用于甲状腺肿患者。

【准备材料】鲜竹叶、白茅根各15克

【制作方法】

1 将鲜竹叶、白茅根分别用清水洗净，再捞出，沥干水分。

2 将二者放入锅中，加水750毫升，煮开后改小火煮20分钟。

3 滤去渣滓，取汁饮用。

【具体用法】

趁温空腹服，每日1次。

TIPS: 脾胃虚寒者不宜服用。

薏米黄芩酒

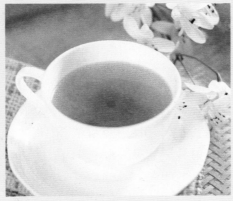

【调理功效】本品能起到疏肝理气的作用，适用于肝气郁结型单纯性甲状腺肿患者。

【准备材料】薏米、牛膝各50克，五加皮、防风、生地各30克，秦艽、羌活、独活、牛蒡子、黄芩各20克，枳壳15克，白酒2500毫升

【制作方法】

1 将以上药材洗净共捣粗末，装入纱布袋，扎紧。

2 将诸药材置于净器中。

3 再倒入白酒浸泡，封口，置阴凉干燥处，7日后开取，过滤去渣，即可服用。

【具体用法】

每日2次，一次30毫升，饭前服用。

按揉肝腧穴

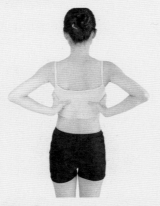

【取穴方法】肝腧穴位于人体的背部，第九胸椎棘突下，旁开1.5寸的地方。

【按揉方法】

患者取俯卧位或站位，医者用双手拇指按揉肝腧穴3~5分钟，每日一次。

【按揉功效】

按揉此穴位能理气化痰、消瘿散结。单纯性甲状腺肿患者如果出现弥漫性肿大，可压迫器官，出现咳嗽、吞咽困难、郁积等症，可以适当按揉此穴位以缓解症状。

【注意事项】按揉此穴时应保持心情平静，在状态平稳时按揉效果更佳。

按揉天容穴

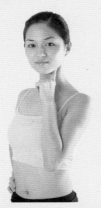

【取穴方法】天容穴位于颈部，下颌角的后方，即胸锁乳突肌前缘凹陷中。

【按揉方法】

患者取站位、坐位或仰卧位，医者用指腹点按天容穴3~5分钟，每日一次。

【按揉功效】

按揉此穴位能起到理气化痰、利咽消肿的作用。单纯性甲状腺肿患者会有胸闷、咳嗽、吞咽困难等不适症状，适当按揉此穴位，可以缓解以上不适症状。

【注意事项】按揉时，患者应保持身体放松，全身肌肉不宜紧绷。

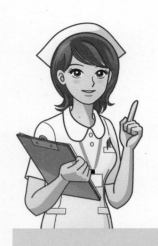

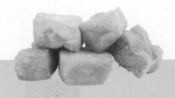

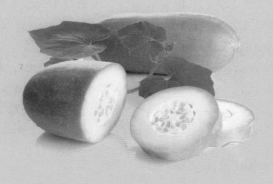

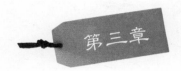第三章

甲状腺功能减退症

甲状腺功能减退症又称为甲减，是常见的内分泌疾病。本章将介绍甲状腺功能减退症的症状、病因和危害，还介绍了一些患者宜吃的食物，包括高蛋白高碘食物、高维生素 E 高碘食物、高 B 族维生素高碘食物、高维生素 C 高碘食物，还列举了甲状腺功能减退症患者禁食的食物、居家中医疗法。

甲状腺功能减退症

甲状腺功能减退症又称为甲减，是常见的内分泌疾病，是由于机体甲状腺激素的合成或分泌减少，或生物学效应不足而引起的内分泌疾病，可累及全身各个器官系统。

症状

甲状腺功能减退症的典型症状包括四肢乏力、麻木、关节僵硬、反应迟钝、记忆力下降、食欲不振、体重增加、腹胀、大便干燥、胸闷等。

1.早期症状

在早期时表现出来的症状有疲劳、贪睡、怕冷、水肿、食欲减退、体重增加、月经紊乱、脱发、血压增高等症状，和甲状腺功能亢进的早期症状有一定的相似之处，大部分患者都会出现甲状腺肿大的症状。

2.体检症状

体检时可发现甲减患者一般皮肤蜡黄、干燥少汗，眼睑、面部水肿，心率缓慢、心音低钝。病情严重者还会有昏迷、全身黏液性水肿的症状。一般在血液检查时还能发现甲状腺激素和促甲状腺激素水平有异常变化。

病因

导致甲状腺功能减退症的病因可分为先天性和后天性两种。先天性的原因主要是遗传所导致的甲状腺激素合成缺陷、甲状腺组织发育不全或异常等，大多发生在新生儿或青春期。后天性的原因则是多方面的，其中包括以下几种：

1.医源性

包括甲状腺手术时，将甲状腺全部切除，或切除的甲状腺组织过多；使用放射性^{131}碘治疗甲状腺功能亢进症时，^{131}碘用量过大；有些药物能够抑制甲状腺激素的生成，比如抗甲状腺药物，在治疗甲状腺功能亢进症时如果用量过大可引起甲减。

2.缺碘

长期性的缺碘会使得合成甲状腺激素的原料不足，从而导致甲状腺激素的生成减少而引起甲减。

3.下丘脑-垂体前叶病变

当下丘脑或者垂体因为各种原因而导致促甲状腺激素合成或分泌不足时会引起甲状腺生成甲状腺激素的功能减低。

4.甲状腺炎造成甲状腺组织破坏

多种甲状腺炎会引起甲状腺组织破坏。

危害

甲状腺功能减退症是影响到患者全身各个脏器系统功能的临床综合征，对不同的系统都存在一定的危害。

1.对消化系统的危害

主要表现为厌食、食欲下降、腹胀、便秘。症状严重者可出现麻痹性肠梗阻。患者还可能有恶性贫血和缺铁性贫血。

2.对神经系统的危害

记忆力减退、智力下降、反应迟钝、头晕、头痛、嗜睡、耳鸣、耳聋、眼球震颤。病情较严重者还会出现痴呆。

3.对心血管系统的危害

心动过缓、心输出量减少，会引起低血压、心音低钝、心脏扩大，可并发冠心病，甚至伴随着胸腔积液和心包积液。

4.对运动系统的危害

全身乏力、肌肉软弱无力、疼痛、强直，可有关节病变的发生，如慢性关节炎。

5.对内分泌系统的危害

女性月经紊乱，表现为月经过多，久病者还会引发闭经，不孕不育；男性则导致阳痿，性欲减退。少数的患者可能会出现泌乳，继发性垂体增大。

宜食高蛋白质、高碘食物

莲子

蛋白质含量　17.2克/100克
碘含量　6.3微克/100克

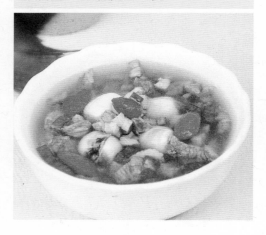

莲子薏米健身汤

原料猪肉100克，莲子50克，薏米30克，枸杞10克，盐、高汤、葱花各适量

制作

1　将猪肉洗净切成米粒状后余水；莲子、薏米、枸杞均洗净备用。

2　净锅上火倒入高汤，下入猪肉、莲子、薏米、枸杞，调入盐，煲至汤浓。盛入碗中，最后撒上葱花即可。

鹌鹑蛋

蛋白质含量　12.8克/100克
碘含量　37.6微克/100克

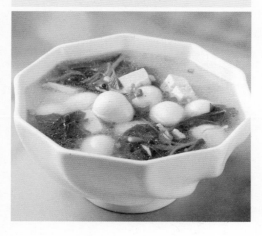

苋菜豆腐鹌鹑蛋汤

原料熟鹌鹑蛋180克，豆腐150克，苋菜100克，姜片、葱花各少许，盐2克，芝麻油、食用油各适量

制作

1　豆腐洗净，切小方块；苋菜洗净，切成小段。

2　锅中注入适量清水烧开，放入少许食用油，撒上姜片，入少许盐，再入豆腐块，大火煮开。

3　再放入去壳的熟鹌鹑蛋和洗净的苋菜，淋入少许芝麻油，煮至食材熟软、入味，撒上葱花即成。

豆腐

蛋白质含量　8.1克/100克
碘含量　7.7微克/100克

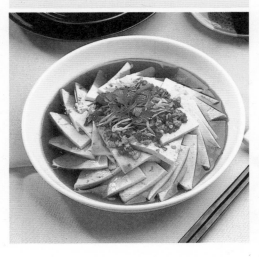

鸡蛋

蛋白质含量　13.3克/100克
碘含量　27.2微克/100克

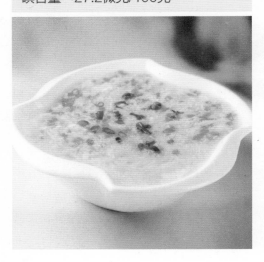

▎深山老豆腐

原料 老豆腐400克，盐3克，姜末、蒜末、葱丝、香菜段、红椒、老抽、辣椒油、芝麻油各适量，食用油适量

制作

1 老豆腐洗净，焯水，捞出切片；红椒洗净切碎，少许切丝。

2 起油锅，注入适量清水，加盐、老抽、辣椒油煮沸，淋入芝麻油，制成酱汁，起锅。

3 老豆腐放入酱汁内，撒上炒熟的姜、蒜、红椒碎，再放上葱丝、香菜段、红椒丝，即成。

▎胡萝卜鸡蛋羹

原料 胡萝卜80克，鸡蛋2个，盐、葱花各少许

制作

1 胡萝卜去皮，洗净，切小块，备用；将鸡蛋打散，备用。

2 将胡萝卜入蒸锅中蒸熟，取出。

3 把蒸熟的胡萝卜切碎，加适量清水入锅，大火煮沸。

4 下入鸡蛋，搅拌均匀，再加少许盐调味，撒上葱花即可。

金枪鱼

蛋白质含量　27.1克/100克
碘含量　14微克/100克

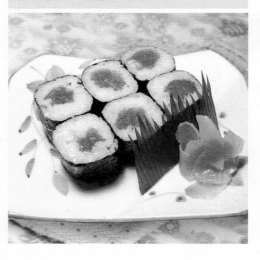

金枪鱼卷

原料 米饭100克，金枪鱼200克，烤紫菜1张，日本酱油、寿司醋各适量

制作

1 将米饭与适量的寿司醋拌匀成寿司饭。

2 将金枪鱼解冻，切片。

3 将烤紫菜摊平，放上寿司饭，放入金枪鱼卷好，分切成6段。

4 配以日本酱油食用即可。

鸽子肉

蛋白质含量　16.5克/100克
碘含量　16.3微克/100克

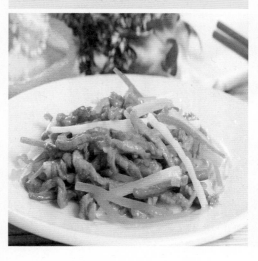

五彩鸽丝

原料 鸽脯350克，笋丝、胡萝卜丝、青椒丝、莴笋丝、芹菜梗各适量，盐、淀粉、姜片、水淀粉各适量，食用油适量

制作

1 鸽脯洗净切丝，加盐、淀粉上浆。

2 起油锅，下鸽丝滑熟，盛出；笋丝、胡萝卜丝、青椒丝、莴笋丝、芹菜梗下油锅炒熟，盛出。

3 锅底留油，爆香姜片，放所有原材料炒香，以水淀粉勾芡，加盐调味即可。

鸭蛋

蛋白质含量　12.6克/100克
碘含量　5微克/100克

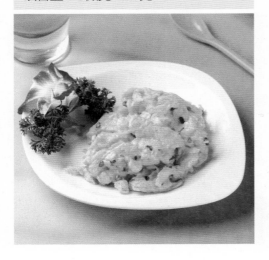

小黄鱼

蛋白质含量　17.7克/100克
碘含量　5.8微克/100克

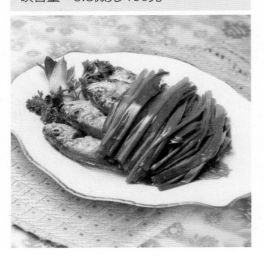

▋ 葱花鸭蛋

原料 鸭蛋2个，葱花少许，盐2克，鸡粉、水淀粉、食用油各适量

制作

1　备好的鸭蛋打入碗中，加入少许盐、鸡粉，打散、搅匀，再放入葱花、水淀粉，搅拌匀，制成蛋液。

2　再用油起锅，烧至四成热，倒入备好的蛋液，拌炒匀，再翻炒一会儿，炒至食材熟透。

3　最后关火，盛出炒好的鸭蛋，装在盘中即成。

▋ 葱烤小黄鱼

原料 小黄鱼500克，葱40克，盐3克，味精1克，醋8毫升，生抽12毫升，料酒少许

制作

1　小黄鱼去鳞、去腮、去内脏，洗净；葱洗净，切段。

2　将小黄鱼装盘，用盐、味精、醋、生抽、料酒腌渍30分钟。

3　再将葱铺在盘中小黄鱼上面，放入烤箱中烤20分钟，取出即可。

宜食高维生素 E、高碘食物

核桃

维生素E含量　0.043克/100克
碘含量　10.4微克/100克

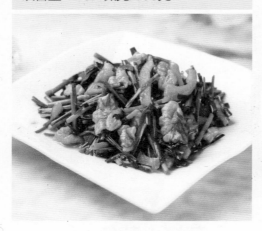

皮蛋

维生素E含量　0.003克/100克
碘含量　6.8微克/100克

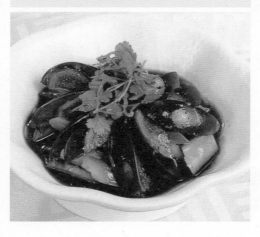

▎韭菜炒核桃仁

原料 韭菜200克，核桃仁40克，彩椒丝30克，盐3克，鸡粉2克，食用油适量

制作

1 将韭菜洗净切段；核桃仁洗净，焯水后入油锅略炸至水分全干。

2 锅底留油烧热，倒入彩椒丝爆香，放入韭菜炒至断生，加盐、鸡粉调味。

3 放入核桃仁翻炒至食材入味即可。

▎黄瓜皮蛋

原料 黄瓜、皮蛋各100克，香菜5克，盐3克，醋、生抽10毫升，芝麻油、辣椒油各15毫升，鸡精5克

制作

1 将皮蛋洗净，去壳，切成小瓣，装盘；将黄瓜洗净，切成段，与皮蛋装盘。

2 将香菜洗净。

3 将盐、醋、芝麻油、辣椒油、鸡精、生抽调成味汁。

4 将味汁淋在皮蛋上，搅拌均匀，放上香菜即可。

宜食高 B 族维生素、高碘食物

核桃

维生素B$_1$含量　0.00015克/100克
碘含量　10.4微克/100克

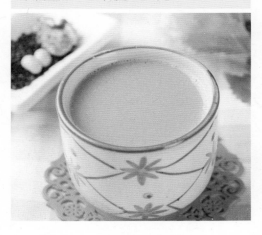

核桃黑豆浆

原料 核桃肉35克，黑豆50克，白糖适量

制作

1 将黑豆洗净，浸泡一夜，备用。

2 把备好的核桃肉和黑豆一起放入榨汁机中，加水，榨成生豆浆。

3 将榨好的生豆浆入锅，加少许水，大火煮沸，滤取豆浆，加白糖拌匀即可。

牛肉

维生素B$_{12}$含量　0.0002克/100克
碘含量　24.5微克/100克

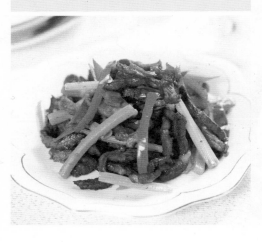

干煸牛肉丝

原料 牛肉300克，芹菜150克，红辣椒2个，胡萝卜丝50克，姜1块，豆瓣酱、酱油、芝麻油、花椒粉各适量，食用油适量

制作

1 芹菜洗净切段；红辣椒洗净切丝；姜洗净去皮切末；牛肉洗净，切细丝。

2 锅中倒入适量油烧热，放入牛肉丝，小火煸成焦褐色，盛出。

3 油锅烧热，爆香豆瓣酱，放入全部材料及调味料，煸炒至水分收干出锅即可。

鸡肉

维生素B$_6$含量　0.0004克/100克
碘含量　12.4微克/100克

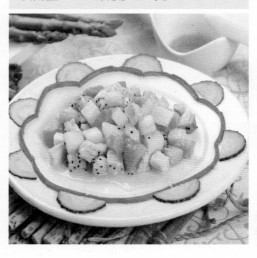

叉烧

烟酸含量　0.007克/100克
碘含量　57.4微克/100克

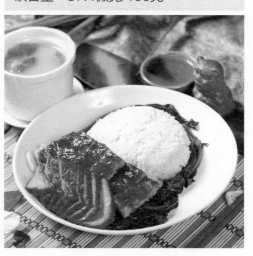

▌鲜果炒鸡丁

原料 鸡脯肉350克，木瓜丁、苹果丁、火龙果、哈密瓜丁各100克，白糖、味精、水淀粉、盐、料酒、蛋清、葱末各适量，食用油适量

制作

1　火龙果剖开，挖出果肉，切丁，备用。

2　鸡脯肉洗净切丁，加盐和料酒腌渍入味，再加蛋清和水淀粉上浆，用热油将鸡丁滑熟倒出。

3　油烧热，下入葱末爆香，再加入鸡丁和水果丁，放味精、料酒、盐和白糖炒匀，装盘即可。

▌叉烧双拼饭

原料 米饭1碗，菜薹100克，梅肉250克，盐、五香粉、沙姜粉各适量

制作

1　将梅肉与盐、五香粉、沙姜粉腌渍1小时，放入烤箱烤熟，取出凉凉后改刀切片。

2　菜薹洗净，入开水锅焯熟，捞出沥水，放入盘中。

3　将米饭扣在菜薹上，摆好叉烧，入微波炉加热，取出即可。

牛奶

泛酸含量　0.0005克/100克

碘含量　30微克/100克

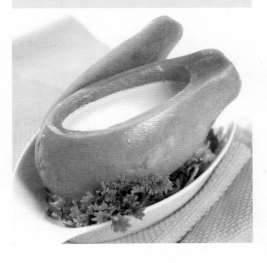

▍木瓜炖奶

原料 木瓜1个，冰糖10克，鲜奶250毫升

制作

1 将木瓜洗净，切一小块后，用小刀去籽。

2 将准备好的鲜奶放至木瓜内，再往木瓜中倒入冰糖，混匀。

3 将木瓜盅放到烧开的蒸柜内，用中火蒸20分钟。

4 将蒸好的木瓜盅取出，放入盘中，摆好装饰物即可。

蛤蜊

维生素B$_2$含量　0.00013克/100克

碘含量　24微克/100克

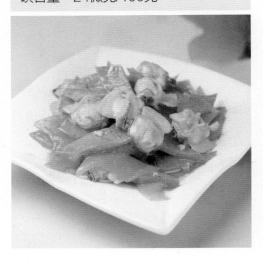

▍莴笋炒蛤蜊

原料 莴笋、胡萝卜各100克，熟蛤蜊肉80克，姜片、蒜末、葱段各少许，盐3克，水淀粉适量，食用油适量，料酒适量

制作

1 胡萝卜、莴笋洗净去皮，切片。

2 锅中注水烧开，加盐、莴笋片、胡萝卜片，焯水，捞出沥干。

3 用油起锅，入姜片、蒜末、葱段爆香，倒入熟蛤蜊肉、少许料酒、莴笋片、胡萝卜片炒匀，至食材熟软，放入盐炒匀，至食材熟透，以水淀粉勾芡，装盘。

宜食高维生素 C、高碘食物

胡萝卜

维生素C含量　0.013克/100克
碘含量　49.7微克/100克

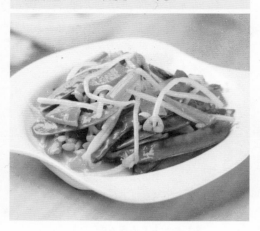

菠菜

维生素C含量　0.032克/100克
碘含量　24微克/100克

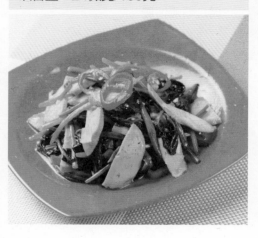

荷兰豆炒胡萝卜

原料 荷兰豆100克，胡萝卜120克，黄豆芽80克，蒜末、葱段各少许，盐3克，鸡粉2克，料酒、水淀粉各适量，食用油适量

制作

1　胡萝卜去皮洗净，切片，加盐焯水，捞出；洗净的黄豆芽和荷兰豆焯水，捞出。

2　用油起锅，放入蒜末、葱段，爆香，入所有食材，加料酒、鸡粉、盐翻炒均匀。

3　倒入适量水淀粉，炒匀即可。

素鸡炒菠菜

原料 素鸡120克，菠菜100克，红椒圈40克，姜片、蒜末、葱段各少许，盐2克，水淀粉、料酒各适量，食用油适量

制作

1　素鸡洗净，切片，入油锅炸出香味；菠菜洗净。

2　姜片、蒜末、葱段，爆香，放入素鸡片、菠菜、红椒圈，拌炒匀，加入适量料酒、盐，炒匀调味。

3　最后倒入适量水淀粉勾芡即可。

小白菜

维生素C含量　0.028克/100克
碘含量　10微克/100克

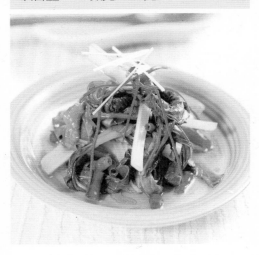

柿子

维生素C含量　0.03克/100克
碘含量　6.3微克/100克

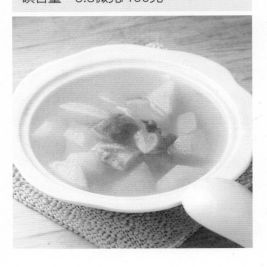

▮ 炝炒小白菜

原料 小白菜500克，盐3克，花椒4克，红椒3克，干辣椒10克，芝麻油10毫升，食用油适量

制作

1　将小白菜洗净，切段；干辣椒洗净，切段；红椒洗净，切丝。

2　锅置火上，倒入食用油烧热，再爆香干辣椒段、花椒、红椒丝。

3　放入小白菜快速翻炒。

4　炒至小白菜八成熟时，调入盐炒匀，淋入芝麻油，出锅装盘即可。

▮ 冰糖雪梨柿子汤

原料 雪梨200克，柿饼100克，冰糖30克

制作

1　将备好的柿饼切小块；雪梨洗净，去皮、核，切丁。

2　锅中加入适量清水烧开，放入柿饼块、雪梨丁，搅拌匀，大火煮沸后用小火煲煮约20分钟，至材料熟软。

3　加入备好的冰糖调味，拌匀，用中火续煮一会儿，至糖分完全溶化即成。

甲状腺功能减退者
禁食食物

咖啡

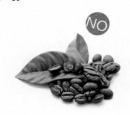

不宜吃的原因：

甲减患者常伴有头晕、头痛、多虑、气短、胸闷、呼吸困难等症状表现，而咖啡中含有咖啡因，咖啡因有兴奋神经中枢的作用，它可刺激心脏，严重者还有可能会诱发心脏病发作，直接加重甲减的病情。此外，若过多饮用，还会影响人们的睡眠质量，久之还有可能会导致神经衰弱，对甲减的病情不利。

羊肉

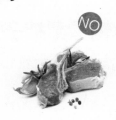

不宜吃的原因：

羊肉属于性大热的食物，食用后可助热上火，甲减患者不宜食用，以免加重病情。此外，关于羊肉的食用禁忌，在《金匮要略》中有记载曰："有宿热者不可食之。"而《医学入门》中也有记载："素有痰火者，食之骨蒸。"所以，有"宿热"和"痰火"的甲减患者应当忌食。

奶油

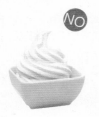

不宜吃的原因：

奶油热量很高，每100克的热量为3676千焦，其脂肪含量也很高，达到97%以上，甲减患者食用后，可使血脂升高，血液黏稠度增大，从而影响甲减的病情，导致体重增加。此外，奶油中含有大量的反式脂肪酸，它有增加血液黏稠度和凝聚力的作用，容易导致甲状腺肿，使甲减病情进一步加重。

火腿

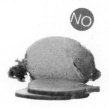

不宜吃的原因：

火腿是指腌制或熏制的猪腿肉，其脂肪的含量较高，而甲减患者应该尽量避免食用高脂肪类的食品，故不宜食用。此外，火腿在制作的过程中会大量使用氯化钠（食盐）和亚硝酸钠（工业用盐），长期摄入过多盐分会加重病情，而且亚硝酸盐食用过量会造成食物中毒，所以长期大量食用火腿对甲减患者的健康有害。

油菜

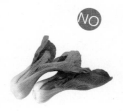

不宜吃的原因：

油菜属于十字花科芸薹属，而且油菜中含有非常丰富的钾，是引发甲状腺肿的蔬菜。大部分甲减患者都会有甲状腺肿的症状，甲减患者食用油菜后可能会加重甲状腺肿大的症状，进一步危害身体健康，因此要禁食。

卷心菜

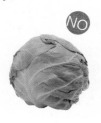

不宜吃的原因：

卷心菜是钾的良好来源，属于芸薹属蔬菜中的一种，卷心菜中含有少量致甲状腺肿的物质，可以干扰甲状腺对碘的利用，当肌体发生代偿反应时，就使甲状腺变大，形成甲状腺肿。此外，甲减患者本身就有甲状腺肿的症状出现，而食用卷心菜也会导致甲状腺肿大，会加重病情。

🍴 居家中医疗法

白芍茶

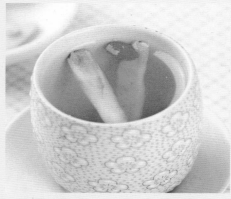

【调理功效】本品具有清热解毒的功效，能够帮助缓解甲减的症状，经常适量饮用对甲减患者具有一定的益处。

【准备材料】白芍10克

【制作方法】

1 砂锅中注入适量清水烧开，放入洗好的白芍。

2 盖上盖，用小火煮20分钟，至其析出有效成分。

3 揭盖，略微搅动片刻。

4 把煮好的白芍茶盛出，装入杯中。

【具体用法】

经常饮用，适量即可。

TIPS: 虚寒性腹痛、腹泻者以及小儿出疹期间忌服白芍。

柚子茶

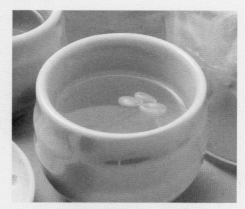

【调理功效】本品具有活血舒筋的功效，适用于有手足麻木等症状的甲减患者。

【准备材料】柚子1个，蜂蜜适量

【制作方法】

1 将柚子去外皮，取肉，切成薄片。

2 将切好的柚子肉放入容器中，然后放入蜂蜜，放在阴凉处腌渍15天，即成柚子果酱。

3 将1小匙柚子果酱放入杯中，再往杯中倒入开水，温热浸泡，即可饮用。

【具体用法】

经常饮用，适量即可。

TIPS: 进餐前勿大量喝水，以免降低胃的防御能力。

浮小麦黑豆茶

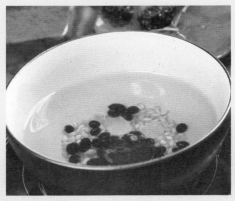

【调理功效】本品具有益气补虚的功效，对于甲减患者的健康有一定的好处。

【准备材料】黑豆、浮小麦各30克，冰糖少许

【制作方法】

1　将黑豆、浮小麦均洗净，捞出，沥干水分。

2　将黑豆、浮小麦均放入锅中，加水1000毫升，大火煮开，转小火煲至熟烂。调入冰糖，搅拌溶化即可，代茶饮用。

【具体用法】

经常饮用，适量即可。

TIPS: 炒熟后的黑豆不宜多食，热性太大，易上火。

川芎乌龙茶

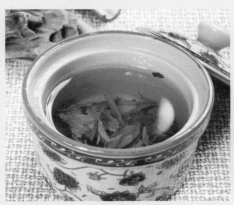

【调理功效】本品具有芳香理气、化痰止咳等功效，对甲减患者的免疫功能有明显的促进作用。

【准备材料】乌龙茶6克，川芎3克

【制作方法】

1　将川芎用清水洗净，再捞出，沥干水分，备用。

2　将川芎、乌龙茶一起放入杯中，再往杯中直接冲入350毫升的沸水。

3　闷泡2~3分钟后，过滤掉茶渣，即可饮用。

【具体用法】

经常饮用，适量即可。

TIPS: 阴虚阳亢及肝阳上亢者不宜服用，孕妇忌用本品。

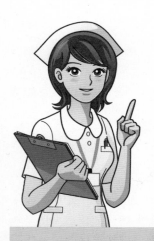

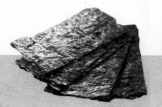

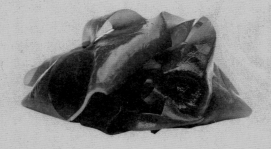

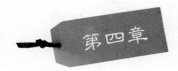

第四章

甲状腺功能亢进症

甲状腺疾病是一种常见的内分泌疾病，近年来随着发病率的增加，人们对该疾病的关注和查体也在逐渐普及。甲状腺功能亢进症和甲状腺功能减退症是常见的两种甲状腺疾病，本章主要介绍甲状腺功能亢进症的症状、病因、危害、宜食食物、忌食食物、居家中医疗法，让患者和家属能够全面了解这种疾病，从而更好地战胜疾病。

甲状腺功能亢进症

甲状腺功能亢进症，是指由多种原因导致的甲状腺呈现高功能状态，引起甲状腺激素分泌增多，从而使得人体出现代谢率及神经系统兴奋性增高。

症状

甲状腺功能亢进症的症状比较复杂，大致可以分成三类，即甲状腺激素过多造成的全身各系统症状、甲状腺本身的改变和眼部的改变。

1.甲状腺激素过多造成的全身各系统症状

高代谢状态：即甲状腺激素分泌增多导致交感神经兴奋性增高和新陈代谢加速。这类型患者会出现食欲亢进、体重逐渐下降、低热、无力等。

精神神经系统：紧张焦虑、失眠、烦躁不安、多言好动、记忆力减退、紧张、精力不集中。

循环系统：心悸、气喘急促、活动过后比较明显，心跳过速，第一心音亢进，收缩压升高，舒张压降低，脉压增大。

肌肉骨骼系统：主要是甲状腺功能亢进症引起的周期性瘫痪，病变会累及下肢，有低钾血症。部分患者会发生甲状腺功能亢进症引起的肌病，也有的患者会伴发重症肌无力。

消化系统：过多的甲状腺激素可兴奋肠蠕动以致大便次数增多，也可能会引起腹泻；甲状腺激素对肝脏也有直接毒性作用，会导致肝大等症。

造血系统：周围淋巴细胞比例增加，单核细胞增加，但是白细胞总数减低。可以伴发血小板减少性紫癜。

生殖系统：女性月经减少，周期延长甚至闭经。男性则有阳痿症状。

2.甲状腺本身的改变

一般是弥漫性、对称性肿大，肿大的甲状腺会随着吞咽上下移动。病程短的患者，触摸甲状腺时感觉比较柔软；病程长的患者，甲状腺的质地变得坚韧。

3.眼部的改变

眼部的改变即甲状腺眼症，一般发生在甲状腺功能亢进症治疗前、治疗期间、治疗后，患者突眼的严重程度和毒性弥漫性甲状腺肿病的轻重不存在关系，大多会有单侧或双侧眼球向前突出、睑裂增宽、眨眼次数减少及有畏光、流泪、复视等症状，严重者则失明。

病因

引起甲状腺功能亢进症的原因有很多，其中常见的病因是毒性弥漫性甲状腺肿引起的甲状腺功能亢进症，多发生在女性身上。此外，一些其他疾病也可引起甲状腺功能亢进症，包括毒性多结节性甲状腺肿、自主性高功能甲状腺腺瘤、亚急性甲状腺炎等。

危害

甲状腺功能亢进症是一种顽固性、难治性内分泌疾病，长期不治疗或治疗效果不好或反复复发，都会造成对全身多系统的严重危害。

1.甲状腺功能亢进症对消化系统的危害

甲状腺功能亢进症会引起对肝脏功能的危害，尤其是病程长、病情越严重的患者，肝功能受损害程度也就越严重。

2.甲状腺功能亢进症对生殖系统的危害

引起女性月经紊乱、不孕不育，怀孕后也易产生胎儿发育不良、早产等；男性则有阳痿、精子数量减少等。

3.甲状腺功能亢进症对造血系统的危害

甲状腺功能亢进症会导致白细胞减少、引发贫血、血小板减少等症。

4.甲状腺功能亢进症对人体骨骼的危害

甲状腺功能亢进症会使人体骨膜下骨形成及肿胀，或因为钙磷丢失导致骨质疏松。

宜食高蛋白质、低碘食物

泥鳅

蛋白质含量　17.9克/100克
碘含量　0毫克/100克

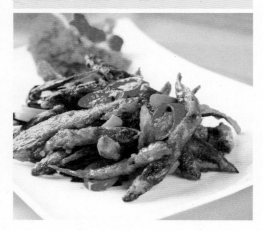

蒜苗炒泥鳅

原料 泥鳅200克，蒜苗、红椒各50克，盐3克，鸡粉3克，生粉、酱油、水淀粉各适量，食用油适量

制作

1　蒜苗洗净，切段；红椒洗净，切圈；泥鳅处理干净，加入少许酱油、生粉、盐、鸡粉，搅拌匀，入油锅炸至其酥脆，捞出。

2　锅底留油，入蒜苗、红椒炒香，再倒入泥鳅，加入适量的盐、鸡粉，炒匀调味；倒入少许水淀粉，翻炒均匀即可。

腰果

蛋白质含量　17.3克/100克
碘含量　0毫克/100克

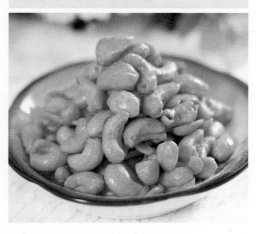

芝麻油腰果

原料 腰果150克，盐、芝麻油各适量，食用油适量

制作

1　将腰果用清水洗净，捞出，沥干水分，备用。

2　锅置于火上，再加入适量清水用大火烧开，下腰果，转用小火煮熟后，捞出沥干水分，放入盘中。

3　将腰果放入油锅中略炸至金黄后捞出，沥油，凉凉后装盘。

4　调盐拌匀，淋入芝麻油即可。

姬松茸

蛋白质含量　16.9克/100克
碘含量　0毫克/100克

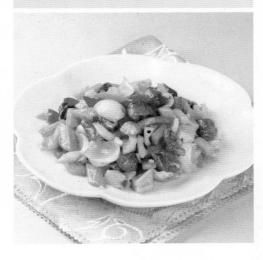

猪肚

蛋白质含量　15.2克/100克
碘含量　0毫克/100克

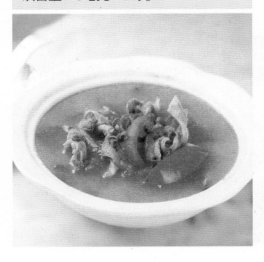

▋西芹藕丁炒姬松茸

原料 莲藕、西芹各100克，鲜百合30克，水发姬松茸50克，彩椒块20克，姜片、葱段各少许，盐、生抽、水淀粉各适量，食用油适量

制作

1　西芹洗净切段；姬松茸洗净切段；莲藕洗净去皮，切丁；百合洗净。

2　锅中加水烧开，加盐，入藕丁略煮，再入姬松茸、西芹段、百合煮半分钟至断生后捞出。

3　姜片、葱段入油锅爆香，放入焯烫好的食材及彩椒，加盐、生抽调味，最后用水淀粉勾芡即可。

▋西红柿猪肚汤

原料 西红柿150克，猪肚130克，姜丝、葱花各少许，盐2克，鸡粉2克，料酒、胡椒粉、食用油各适量

制作

1　西红柿洗净，切块；猪肚处理干净，切块，和姜丝一起入油锅爆炒，淋入料酒稍炒去腥。

2　再放入切好的西红柿，炒匀，倒入适量清水，大火煮3分钟，再加水，以小火焖熟。

3　最后放入适量的盐、鸡粉、胡椒粉，撒葱花即可。

宜食高糖类、低碘食物

小米

糖类含量　76.6克/100克
碘含量　3.7微克/100克

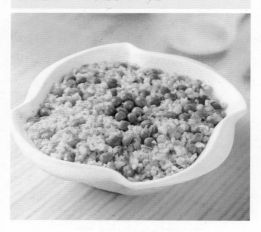

糙米

糖类含量　73.1克/100克
碘含量　2.3微克/100克

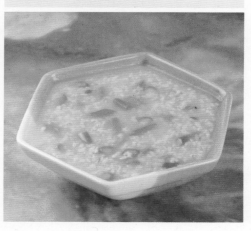

▌小米豌豆杂粮饭

原料 小米90克，燕麦80克，荞麦80克，豌豆100克，绿豆50克，盐少许

制作

1　将杂粮、豌豆、绿豆分别洗净、泡发后，倒入碗中。

2　往碗中加入适量清水和盐，搅拌均匀，备用。

3　把放有杂粮和豌豆、绿豆的碗放入烧开的蒸锅中蒸1小时，至食材熟透。

4　把蒸好的杂粮饭取出即可。

▌芦笋糙米粥

原料 水发糙米100克，芦笋90克，盐2克，鸡粉少许

制作

1　将洗净的芦笋切成小段，沥干，备用。

2　砂锅中注入适量清水烧开，倒入洗净的糙米，搅拌匀，煮沸后用小火煮约30分钟，至米粒变软。

3　然后倒入切好的芦笋段，再加入少许盐、鸡粉拌匀调味，续煮片刻，至调味料溶于粥中即可。

土豆

糖类含量　17.2克/100克
碘含量　1.2微克/100克

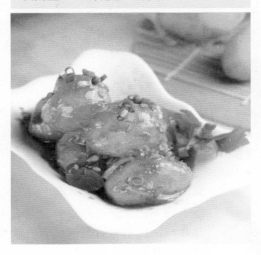

红枣

糖类含量　71.6克/100克
碘含量　0毫克/100克

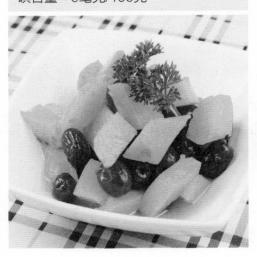

▌红烧小土豆

原料 小土豆400克，姜片、蒜末、葱花各少许，豆瓣酱10克，鸡粉2克，白糖3克，水淀粉4克，食用油适量

制作

1　热锅注油，烧至五成热，放入去皮洗净的小土豆，转小火，炸至土豆呈金黄色后捞出，沥油。

2　锅底留油，放入姜片、蒜末爆香，加豆瓣酱炒香，加水调匀，煮沸。

3　加鸡粉、白糖调味，再倒入小土豆炒匀，用小火焖2分钟至入味，淋水淀粉勾芡，装盘后撒上葱花即可。

▌南瓜红枣

原料 南瓜300克，红枣80克，蜂蜜适量

制作

1　将南瓜去皮、瓤，洗净，再捞出，沥干水分，切菱形块。

2　将红枣放入清水中浸泡片刻，再捞出洗净，备用。

3　将南瓜块和红枣一起放入盘中，淋入适量蜂蜜，入蒸锅蒸熟即可。

宜食高脂肪、低碘食物

芝麻

脂肪含量　46.1克/100克
碘含量　0毫克/100克

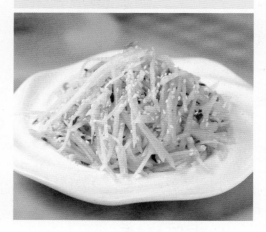

榛子

脂肪含量　44.8克/100克
碘含量　4.4微克/100克

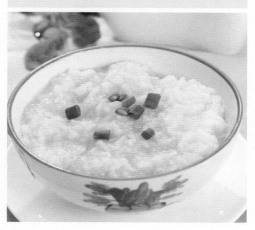

▌芝麻土豆丝

原料 土豆180克，香菜20克，熟芝麻15克，蒜末少许，盐2克，白糖3克，陈醋8毫升，食用油适量

制作

1 将香菜洗净，切末；土豆洗净去皮，切丝，焯烫。

2 用油起锅，放入蒜末爆香，倒入土豆丝炒匀，淋陈醋，加盐、白糖调味。

3 撒上香菜末，快速翻炒一会儿，至食材散出香味后盛出装盘，撒上熟芝麻即成。

▌榛子枸杞粥

原料 榛子仁30克，枸杞15克，粳米50克，葱花少许

制作

1 枸杞用温水洗净、泡发；将榛子仁捣碎，然后与枸杞一同加水煎汁成汤。

2 去渣取汁，与粳米一同用文火熬煮，至浓稠成粥即可盛入碗中，最后撒入葱花即可。

花生

脂肪含量　25微克/100克
碘含量　2.7微克/100克

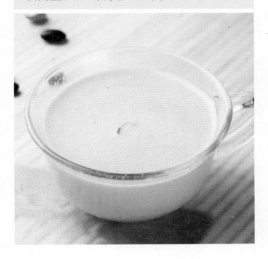

黑豆花生牛奶

原料水发黑豆、水发花生米各100克，牛奶适量，白糖6克

制作

1　将黑豆、花生分别用清水洗净，备用。

2　将黑豆、花生同入榨汁机中，磨成细粉状，即成生豆浆。

3　砂锅上火烧热，倒入备好的牛奶，注入拌好的生豆浆，搅拌匀，大火煮沸。

4　待汁水沸腾，加入少许白糖，搅拌匀即可。

鸭肉

脂肪含量　19.7克/100克
碘含量　0毫克/100克

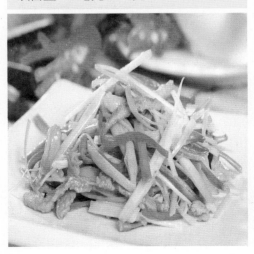

京葱炒鸭丝

原料烤鸭肉300克，京葱150克，红椒适量，甜面酱、盐、味精、料酒、水淀粉各适量，食用油适量

制作

1　烤鸭肉切丝；京葱洗净，切段备用；红椒洗净切丝。

2　锅置火上，入油烧热，加甜面酱、料酒搅匀，入烤鸭丝、京葱段、红椒丝，加盐、味精调味，以水淀粉勾芡，翻炒均匀即可出锅。

宜食高 B 族维生素、低碘食物

扁豆

维生素B₁含量　0.0003克/100克

碘含量　0毫克/100克

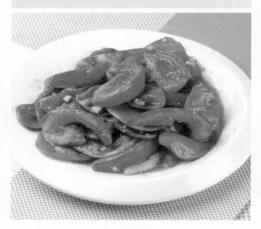

奶酪

维生素B₂含量　0.001克/100克

碘含量　0毫克/100克

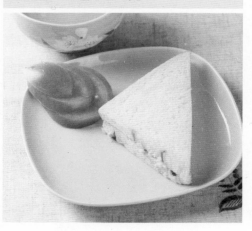

▌西红柿炒扁豆

原料 西红柿90克，扁豆100克，蒜末少许，盐、鸡粉各2克，料酒4毫升，食用油适量

制作

1　将西红柿洗净，切小块。

2　锅中加水烧开，倒入择洗干净的扁豆煮1分钟至断生后捞出。

3　用油起锅，放入蒜末爆香，倒入西红柿炒至析出汁水，再入扁豆炒匀，淋料酒提鲜，注入少许清水，转小火，加盐、鸡粉调味，再用大火收汁即可。

▌小黄瓜奶酪三明治

原料 黄瓜45克，奶酪25克，面包片15克，西红柿片适量，沙拉酱适量

制作

1　把面包片的边缘修整齐，再沿对角线切成两片。

2　洗净的黄瓜切薄片，切粒；奶酪切粒；将黄瓜粒、奶酪粒装入碗中，挤入适量沙拉酱，拌匀。

3　取一片面包，放入拌好的材料铺平，再挤入少许沙拉酱，放上另一片面包夹紧，制成三明治，摆盘，放上西红柿片即可。

黑米

烟酸含量　0.0079克/100克
碘含量　0毫克/100克

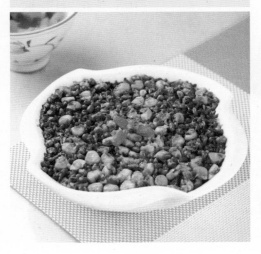

黑米杂粮饭

原料 黑米、荞麦、绿豆各50克，燕麦40克，鲜玉米粒90克，熟枸杞适量，盐少许

制作

1　把准备好的食材放入碗中，加入适量清水，清洗干净，然后再装入另一碗中。

2　将清洗好的食材加适量清水和盐，再放入烧开的蒸锅中，小火蒸40分钟，至食材熟透。

3　揭盖，把蒸好的杂粮饭取出。

4　放上熟枸杞点缀，稍放凉即可食用。

大米

泛酸含量　0.0004克/100克
碘含量　2.3微克/100克

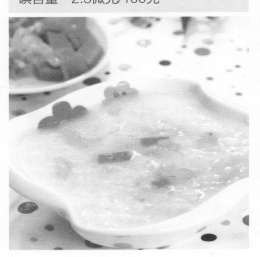

百合南瓜大米粥

原料 南瓜、百合各20克，大米90克，盐2克

制作

1　大米洗净，泡发半小时后捞起沥干。

2　南瓜去皮洗净，切成小块。

3　百合洗净，削去边缘黑色部分备用。

4　锅置火上，注入清水，放入大米、南瓜，用大火煮至米粒开花。

5　再放入百合，改用小火煮至粥浓稠时，调入盐入味即可。

鸡肝

维生素B$_6$含量　0.00062微克/100克
碘含量　1.3微克/100克

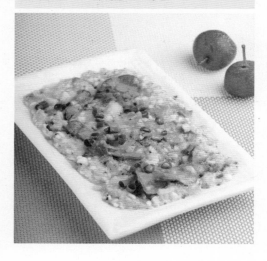

猪瘦肉

维生素B$_{12}$含量　0.0003克/100克
碘含量　1.7微克/100克

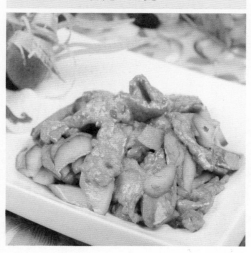

▌山楂蒸鸡肝

原料 山楂50克，山药90克，鸡肝100克，水发薏米80克，葱花少许，盐2克，白醋、芝麻油各适量

制作

1　山药去皮洗净，切丁；山楂洗净，去核，切小块；鸡肝处理干净，切片，备用。

2　薏米洗净，倒入磨杯中，和山药、山楂一起磨碎。

3　将磨碎的食材装入碗中，加鸡肝、白醋、盐、芝麻油搅拌均匀，放入蒸锅中蒸熟，取出，撒上葱花即可。

▌脆瓜炒瘦肉

原料 猪肉300克，小南瓜150克，红椒15克，酱油6毫升，盐、鸡精各1克，食用油适量

制作

1　猪肉洗净切片；红椒洗净切块，小南瓜洗净切块。

2　锅倒油烧热，放入肉片煸香至九成熟捞起；锅内留油烧热，倒入红椒块和小南瓜块煸炒，肉片回锅翻炒。

3　加入酱油继续翻炒，再加入盐、鸡精炒匀，装盘即可。

宜食高维生素 E、低碘食物

金针菇

维生素E含量　0.0015克/100克
碘含量　0毫克/100克

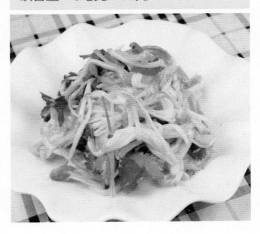

黄花菜拌金针菇

原料金针菇、黄花菜各150克，香菜20克，生抽8毫升，芝麻油6毫升，白糖5克

制作

1　金针菇、黄花菜均洗净，分别放入沸水中焯熟，捞出沥水；香菜洗净待用。

2　将金针菇、黄花菜、香菜一同装盘，加入生抽、芝麻油、白糖拌匀即可。

糯米

维生素E含量　0.0013克/100克
碘含量　3.8微克/100克

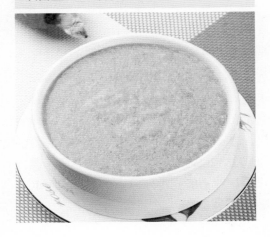

糙米糯米胡萝卜粥

原料糙米、粳米、糯米各60克，胡萝卜100克，盐少许

制作

1　胡萝卜去皮洗净，切丁，入榨汁机中榨汁。

2　将糙米、糯米、粳米分别用清水洗净，磨成米碎。

3　把胡萝卜汁倒入汤锅，入备好的米碎，用小火煮沸，搅拌，煮成米糊，放入少许盐，搅拌至完全入味，起锅，盛出煮好的米糊即可。

甲状腺功能亢进症
患者禁食食物

海带

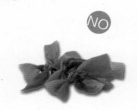

不宜吃的原因：

海带是一种含碘很高的海藻，可高达7%~10%。甲状腺功能亢进症患者自身的保护机制失调，不仅不能排出多余的碘，而且还会利用这些碘合成更多的甲状腺激素，进而加重病情。

紫菜

不宜吃的原因：

紫菜含碘量极高。紫菜被人体吸收后，其含有的碘元素可以在人体内合成甲状腺激素。但是甲状腺功能亢进症患者自身的保护机制失调，食用紫菜后，不仅不能帮助促进新陈代谢，不能排出多余的碘，而且还会利用这些碘合成更多的甲状腺激素，进而加重病情。

加碘盐

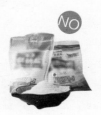

不宜吃的原因：

碘是制造甲状腺激素的主要原料，如果服用碘剂过量，会加重甲状腺功能亢进症病情，严重者还会发生碘源性甲状腺功能亢进症。其次，进食过多的碘，还可能使甲状腺组织硬化，造成病情迁延不愈，影响抗甲状腺药物的治疗。此外，碘过量还会使甲状腺药物治疗甲状腺功能亢进症时间延长，治愈率下降。

鹅肉

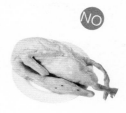

不宜吃的原因：

鹅肉性热、肥腻，多食能助热生痰，故气郁痰凝、肝火亢盛、阴虚火旺、气阴两虚型的甲状腺功能亢进症患者均不宜食用，否则可加重病情。此外，《本草纲目》中有记载："鹅，气味俱厚，发风发疮，莫此为甚。"由此可见，鹅肉为大发食物，甲状腺功能亢进症等慢性病患者均不宜食用。

肥肉

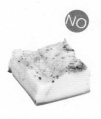

不宜吃的原因：

肥肉为肥厚油腻之品，人长期食用后会助湿生痰。中医认为，痰邪内生结聚于颈前可引起甲状腺功能亢进症，故甲状腺功能亢进症患者尤其是气郁痰凝型的患者不宜食用肥肉，否则可加重其吞咽疼痛、烦躁易怒、胸闷气短、食欲不振等症状。而且有些肥猪肉的脂肪含量高且不容易被消化，食用后会影响甲状腺功能亢进症患者对其他营养物质的摄入。

带鱼

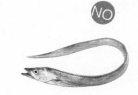

不宜吃的原因：

带鱼属于海鱼的一种，含有大量的碘。正常的机体可将过剩的碘排出体外，但是甲状腺功能亢进症患者的甲状腺功能亢进，自身的保护机制失调，不仅不能排出多余的碘，而且还会利用这些碘合成更多的甲状腺激素，进而加重病情。而且带鱼性温，多食可积温成热，助热上火，肝火亢盛、阴虚火旺型的甲状腺功能亢进症患者均不宜食用。

居家中医疗法

按揉天突穴

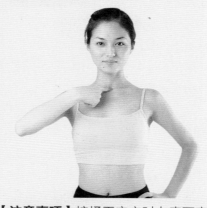

【注意事项】按揉天突穴时力度不宜过重或过轻，保持力量均衡、力度微重即可。

【取穴方法】天突穴位于颈部，前正中线上，胸骨上窝中央。（胸骨柄上窝凹陷处）

【按揉方法】

患者取仰卧位，医者找到天突穴，用食指揉按天突穴，每天1～3分钟，力度微重，以潮红出痧为度。

【按揉功效】

经常按揉天突穴有理气平喘的功效，对于甲状腺功能亢进症的心悸、心跳过速等有一定作用。

按揉内关穴

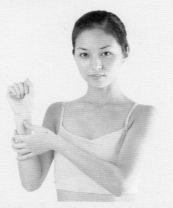

【注意事项】按揉内关穴时对力度的把握要由轻至重，循序渐进，才能达到最好的按揉效果。

【取穴方法】内关穴位于前臂正中，腕横纹上2寸，在桡侧腕屈肌腱同掌长肌腱之间。

【按揉方法】

医者将拇指指腹放于一手内关穴上，其余四指附于手臂上，力度由轻渐重，揉按1～2分钟即可。

【按揉功效】

经常按揉内关穴有宁心安神、理气止痛的功效，甲状腺功能亢进症者经常按揉此穴位，能够在一定程度上减轻症状。

按揉颊车穴

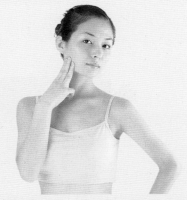

【取穴方法】颊车穴位于面颊部的下颌角的前上方，耳下量大约1横指处。即咀嚼时肌肉隆起而出现的凹陷处，左右各一。

【按揉方法】

患者取站位，伸出大拇指，其余手指微曲，用大拇指的指腹揉按颊车穴，每天100~200次。

【按揉功效】

经常按揉颊车穴具有补气养血、平肝熄火的作用，能在一定程度上减轻甲状腺激素对肝脏的毒性作用，缓解甲状腺功能亢进症病情。

【注意事项】因颊车穴在脸部左右各一，按揉时也可用两边大拇指同时揉按。

按揉风池穴

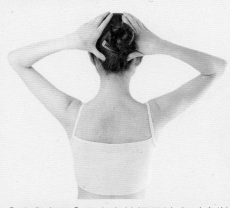

【取穴方法】风池穴位于后颈部，后头骨下，与耳垂齐平，胸锁乳突肌与斜方肌上端之间的凹陷处。

【按揉方法】

医者用右手拇指和食指相对成钳形拿捏风池穴30次。操作时以拇指和食指、掌腕部及前臂的力量，一点一提，再以拇指和食指按揉风池穴30次。

【按揉功效】

经常按揉此穴有平肝熄风、通利官窍的功效，甲状腺功能亢进症患者可常常按揉此穴位。

【注意事项】医者在按揉风池穴时宜以每秒钟1~2次的频率有节奏地一点一提（稍松指）。

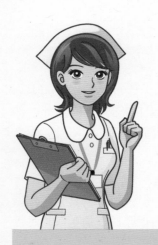

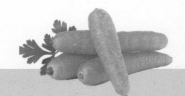

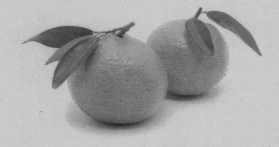

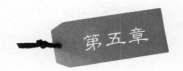

碘缺乏病

碘缺乏病指的是由于缺碘使机体摄入碘不足而导致的一系列疾病。本章主要介绍碘缺乏病的症状、病因、危害、宜食食物、忌食食物、居家中医疗法，让患者和家属能够全面了解这种疾病，从而更好地护理和治疗疾病。

碘缺乏病

碘缺乏病指的是由于缺碘使机体摄入碘不足而导致的一系列疾病。碘缺乏病主要可以分为地方性甲状腺肿、地方性克汀病和来临床型克汀病三种。

症状

早期无明显临床症状，甲状腺轻中度弥漫性肿大、质软、无压痛。极少数明显肿大者可出现压迫症状，如呼吸困难、吞咽困难、声音嘶哑等。

1.地方性甲状腺肿

该病早期无明显症状，轻、中度患者会出现弥漫性肿大、质软、无压痛，极少数者可出现压迫症状。患者的甲状腺功能基本正常，较严重时也会由于代偿功能不足而致甲状腺功能减低。

2.地方性克汀病

患者会出现智力低下、聋哑、生长落后、运动神经功能障碍等症，严重时会有下肢痉挛瘫痪、甲状腺功能低下等症，伴黏液水肿、反应迟钝、嗜睡、怕冷、食欲低等，多发于儿童。

3.亚临床型克汀病

亚临床型克汀病患者会出现轻度智力落后、听力及语言障碍，还有轻度神经运动障碍、轻度体格发育落后以及激素性甲状腺功能低下等症。该病的症状相对地方性克汀病而言，程度较轻。

病因

碘缺乏病的主要病因是人体内摄取的碘不足。碘缺乏可由居住的自然环境缺碘而致，也可由患者自身饮食习惯而致，长期缺乏碘元素的摄入，很容易导致碘摄入的不足而最终引起碘缺乏病。

危害

缺碘症状加重后，可引发甲状腺功能减退、甲状腺功能亢进症、甲状腺癌、气管软化等症，导致儿童智力、体格发育迟滞或永久性障碍，还可导致流产、死产、先天畸形等，是影响优生优育、人口素质的广泛、实质问题之一。

🍴 宜食高碘食物

海带
碘含量　36240微克/100克

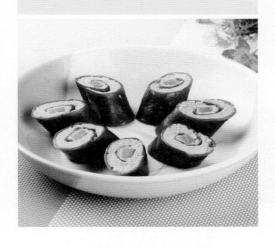

海参
碘含量　923微克/100克

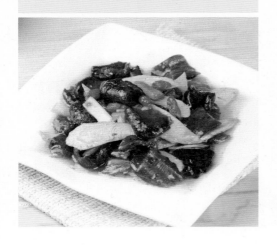

▎海带肉卷

原料水发海带200克，肉末100克，胡萝卜条60克，盐2克，生粉20克，生抽、白醋、水淀粉各适量

制作

1 将肉末加盐、生抽、水淀粉，拌至肉末起劲，制成肉馅。
2 锅中加水烧开，加盐、洗净的胡萝卜条拌匀，入白醋、海带煮2分钟后捞出，再把海带切方块。
3 海带拍上生粉，加肉馅抹匀、压平，放上胡萝卜条，卷起，封口，制成生坯，蒸熟后取出待凉，切成小段，摆盘即成。

▎笋烧海参

原料党参12克，冬笋片70克，枸杞8克，水发海参300克，姜片少许，白醋、料酒、生抽各4毫升，盐2克，水淀粉4克，食用油适量

制作

1 海参洗净，切块，加白醋氽水。
2 锅中加水烧开，放入党参，用小火煮10分钟后，取药汁装碗。
3 用油起锅，入姜片爆香，入海参、料酒、生抽、冬笋、药汁，大火煮沸，加盐、枸杞、水淀粉炒匀即可。

淡菜

碘含量　346微克/100克

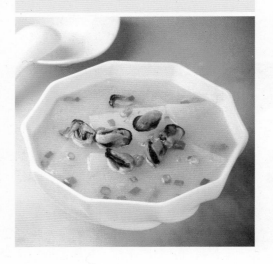

淡菜冬瓜汤

原料 水发淡菜70克，冬瓜400克，姜片、葱花各少许，料酒8毫升，盐2克，鸡粉2克，胡椒粉、食用油各适量

制作

1　冬瓜洗净，去皮，切片。

2　用油起锅，倒入备好的姜片爆香，放入淡菜、冬瓜炒匀，淋入料酒，加入适量清水，煮沸。

3　揭开盖，放入盐、鸡粉、胡椒粉，搅拌均匀，至食材入味，盛出煮好的汤料，装入碗，撒上葱花即可。

海蜇

碘含量　132微克/100克

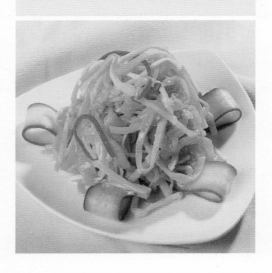

黄花菜拌海蜇

原料 海蜇200克，黄花菜100克，盐3克，味精1克，醋8毫升，生抽10毫升，芝麻油15毫升，红椒少许

制作

1　黄花菜洗净；海蜇洗净；红椒洗净，切丝。

2　锅内注水烧沸，分别放入海蜇、黄花菜焯熟后，捞出沥干放凉并装入碗中，再放入红椒丝。

3　向碗中加入盐、味精、醋、生抽、芝麻油拌匀后，再倒入盘中即可。

虾皮

碘含量　264.5微克/100克

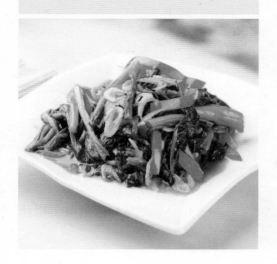

豆腐

碘含量　7.7微克/100克

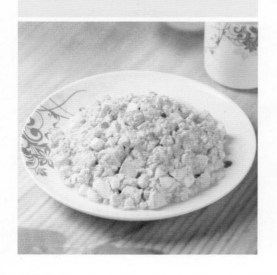

▌虾皮炒茼蒿

原料虾皮20克，茼蒿200克，彩椒45克，蒜末少许，盐2克，鸡粉2克，料酒10毫升，食用油适量

制作

1　将茼蒿洗净，去根部，切段；彩椒洗净，切条；虾皮洗净。

2　用油起锅，放入蒜末、虾皮炒香，入彩椒炒匀，淋料酒提鲜。

3　放入茼蒿炒软，加盐、鸡粉调味。

4　关火后，盛出炒好的茼蒿，装入盘中，即可食用。

▌玛瑙豆腐

原料豆腐300克，熟咸蛋1个，葱花少许，盐2克，鸡粉2克，生抽2毫升，芝麻油7毫升，食用油适量

制作

1　将豆腐洗净，切小块；熟咸蛋剥去蛋壳，切碎。

2　锅中注入适量清水烧开，加盐、食用油，倒入豆腐块，搅匀，煮1分钟后捞出，沥干水分，备用。

3　豆腐装碗，撒上咸蛋碎、葱花，加入少许盐、鸡粉，淋入生抽、芝麻油，搅拌片刻至豆腐搅匀、搅碎后，装盘即可。

豆腐干

碘含量　46.2微克/100克

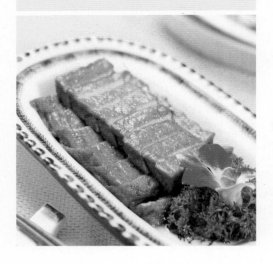

馋嘴豆腐干

原料 山水豆腐400克，芝麻油适量，卤水汁200毫升

制作

1 将卤水倒入碗中，再放入准备好、洗净的豆腐浸泡40分钟后捞出，沥干，凉凉后备用，卤水留用。

2 油锅烧至七成热，再把豆腐切成均匀的小块，放入油锅中，炸至金黄色。

3 将炸好的豆腐捞出沥油，装入盘中加上芝麻油，再淋上卤汁即可。

牛肉

碘含量　24.5微克/100克

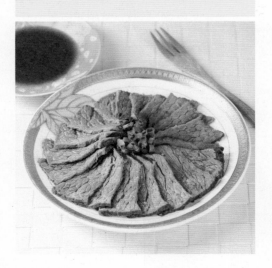

酱牛肉

原料 牛肉300克，桂皮、丁香、八角、红曲米、甘草、陈皮各少许，盐2克，白糖5克，五香粉3克，老抽、生抽、料酒各5毫升

制作

1 将桂皮、丁香、八角、甘草与陈皮入锅用油爆香，加白糖、水拌匀。

2 倒入红曲米，加盐、生抽、五香粉、老抽拌匀，放入洗净的牛肉，大火烧开后转小火煮约40分钟至熟。最后取出牛肉洗净，加料酒余水后取出放凉，切薄片，摆盘，淋上汤汁即可。

鸡肉

碘含量　12.4微克/100克

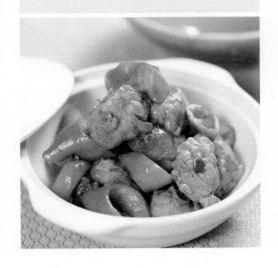

▌青椒炒仔鸡

原料 仔鸡半只，青椒300克，蒜片、盐、白糖各适量，食用油适量

制作

1　仔鸡收拾干净，改成块，用盐、白糖入味；青椒洗净切片待用。

2　锅中放入油烧热，下鸡块炸透捞出。

3　锅内留少许底油，将青椒片、蒜片炒香，再倒入鸡块炒入味，装盘即可。

墨鱼

碘含量　13.9微克/100克

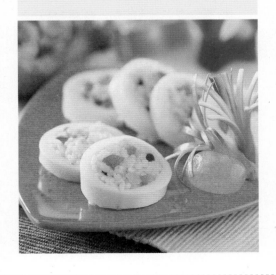

▌墨鱼饭

原料 墨鱼300克，大米100克，青椒1只，红椒半只，姜2片，葱2段，橄榄油、盐、胡椒粉各适量，九层塔少许

制作

1　墨鱼洗净去囊，维持整只状态勿切开，备用；大米快速清洗，沥干；青椒、红椒、九层塔均洗净切末。

2　用橄榄油起油锅将米拌炒至八成熟，再拌入青椒末、红椒末、姜片、葱段、九层塔末、盐、胡椒粉拌炒匀，将炒好的米塞入墨鱼内，置电锅内把饭蒸熟即可。

松子

碘含量　12.3微克/100克

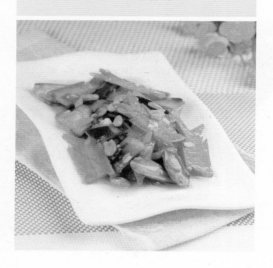

核桃

碘含量　10.4微克/100克

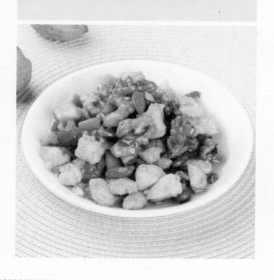

▌松子炒丝瓜

原料 胡萝卜片50克，丝瓜90克，松仁12克，姜末、蒜末各少许，盐2克，水淀粉少许，食用油适量

制作

1 丝瓜洗净，去皮、瓤，切块。

2 锅中注入适量清水，用大火烧开，加入食用油、胡萝卜片，煮半分钟，再入丝瓜续煮片刻至断生后，捞出全部食材。

3 用油起锅，入姜末、蒜末爆香，再入胡萝卜片、丝瓜拌炒，加盐调味，倒入少许水淀粉，快速翻炒匀后盛入盘中，再撒上松仁即可。

▌核桃枸杞肉丁

原料 核桃仁40克，瘦肉120克，枸杞5克，姜片、蒜末各少许，盐、鸡粉各少许，食粉2克，料酒4毫升，水淀粉适量，食用油适量

制作

1 将瘦肉洗净，切丁，加盐、鸡粉、水淀粉、食用油腌渍。

2 锅中加水烧开，加入食粉、核桃仁焯煮后捞出待凉，去外衣，再入锅略炸。

3 锅留底油，入姜片、蒜末爆香，入瘦肉丁炒至变色，淋料酒，倒入枸杞。最后加盐、鸡粉，炒匀调味，再入核桃仁炒匀即可。

黄豆

碘含量 9.7微克/100克

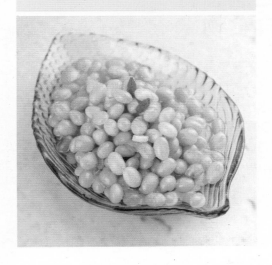

南瓜子

碘含量 11微克/100克

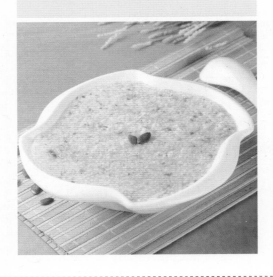

醋泡黄豆

原料 水发黄豆200克，白醋200毫升

制作

1 取一个洗净的玻璃瓶，将洗净的黄豆倒入瓶中。

2 加入适量白醋。

3 盖上瓶盖，置于干燥阴凉处，浸泡1个月，至黄豆颜色发白。

4 打开瓶盖，将泡好的黄豆取出，装入碟中即可。

南瓜子小米粥

原料 南瓜子80克，水发小米120克，水发大米150克，盐2克

制作

1 南瓜子洗净入锅炒香。

2 取杵臼，倒入炒好的南瓜子，捣碎，倒入盘中，备用。

3 砂锅中注入适量清水烧热，倒入洗净的小米、大米拌匀，大火烧开后用小火煮30分钟至食材熟透。

4 倒入南瓜子碎拌匀，加少许盐调味即可。

碘缺乏病患者禁食食物

茶叶蛋

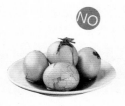

不宜吃的原因：

茶叶蛋是将茶叶与鸡蛋共煮制成的。茶叶中不仅含有生物碱，还含有一些酸性物质，而这些化合物与鸡蛋中的铁元素结合后，容易给肠胃带来刺激作用，不利于消化吸收，从而阻碍了碘的吸收。因此进食茶叶蛋对碘缺乏症患者的病情恢复不利。

洋葱

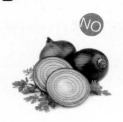

不宜吃的原因：

洋葱是葱属的一种，味辛，性微温，带有一定的刺激性，又含有阻碍碘吸收的物质，进入人体后会影响甲状腺激素的合成，导致甲状腺不能很好地吸收碘，如果长期食用，易加重碘缺乏症患者的病情。

紫色甘蓝

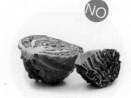

不宜吃的原因：

紫色甘蓝属于十字花科、芸薹属甘蓝种中的一个变种，其中含有有机成分，可阻碍甲状腺激素合成，在进入人体后会影响甲状腺对碘元素的吸收和消化，导致病情加重，因此碘缺乏病患者不宜食用。

蕨菜

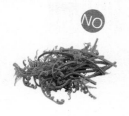

不宜吃的原因：
蕨菜中含有丰富的钾元素，也含有一定量的纤维素，患有碘缺乏症的人经常食用，容易影响体内甲状腺激素的合成，从而导致甲状腺对碘元素的吸收与利用功能减弱，不利于补充缺乏的碘，易加重病情。

红豆

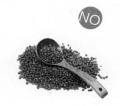

不宜吃的原因：
红豆属于豆类的一种，含有多种营养成分，但红豆在进入人体后，会导致甲状腺正常功能的发挥，阻碍肠道内甲状腺激素的重吸收，引起甲状腺激素的相对不足，从而阻碍碘的吸收，对碘缺乏症患者的病情恢复不利。

豆浆

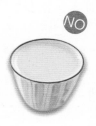

不宜喝的原因：
豆浆不宜与蛋白质同时食用，因为豆浆会在一定程度上阻碍人体对蛋白质的吸收。而当人体的蛋白质含量不足时，就会妨碍到胃肠内的碘吸收，影响甲状腺吸收碘的功能，因此患有碘缺乏症的人不宜过多饮用，以免加重病情。

🍳 居家中医疗法

夏枯草菊花茶

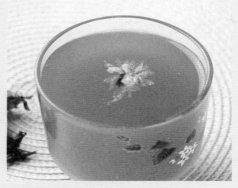

【调理功效】本品能起到清肝泻火，化痰散结的作用，适用于碘缺乏病。

【准备材料】夏枯草8克，菊花4克

【制作方法】

1 砂锅中注入适量清水烧开，放入洗净的夏枯草和菊花。

2 用勺搅拌开，盖上盖，用小火煮20分钟，至药材析出有效成分。

3 把煮好的茶水盛出，装入杯中即可。

【具体用法】

代茶饮，可频频饮用，一般能连续冲泡3～5次。

TIPS: 脾胃虚弱者不宜食用本品。

山丹花清凉茶

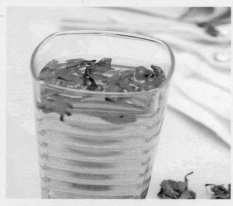

【调理功效】本品能起到清热利水、软坚散结、消肿止痛等作用，适用于甲状腺肿、肥胖症患者。

【准备材料】山丹花75克

【制作方法】

1 将山丹花用清水洗净，放入锅中备用。

2 往锅里加入适量的水，用大火煮沸后，转小火再煮约1小时。

3 趁热去除茶渣，静置待凉后即可饮用。

【具体用法】

每日1次，趁温服用。

TIPS: 阳虚外寒、脾胃虚弱者不宜服用。

红花茶

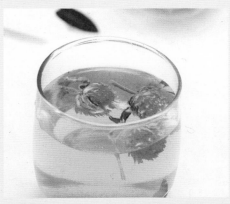

【准备材料】红花10朵，冰糖15克

【制作方法】

1 将红花放入壶中，加适量水煎煮。

2 在水煮至原来的2/3时，转小火再闷一下。

3 加入冰糖，至冰糖溶化后即可。

【具体用法】

趁温空腹服，连服3～5日。

TIPS: 孕妇不宜服用。

【调理功效】本品能起到祛湿退黄、软坚散结的作用，适用于地方性甲状腺肿、碘缺乏症及黄疸患者。

防风苦参饮

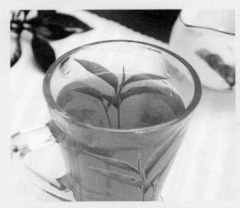

【准备材料】防风10克，苦参15克

【制作方法】

1 将防风、苦参洗净用消毒纱布包起来。

2 再把做好的药包放入装有500毫升开水的茶杯内。

3 盖好茶杯，约5分钟后即可饮用。

【具体用法】

趁空腹温服，每日1次。

TIPS: 阴血亏虚、热病动风者不宜服用。

【调理功效】本品具有宽肠下气、软坚散结的作用，适用于甲状腺肿、碘缺乏症、心肌炎以及便秘患者。

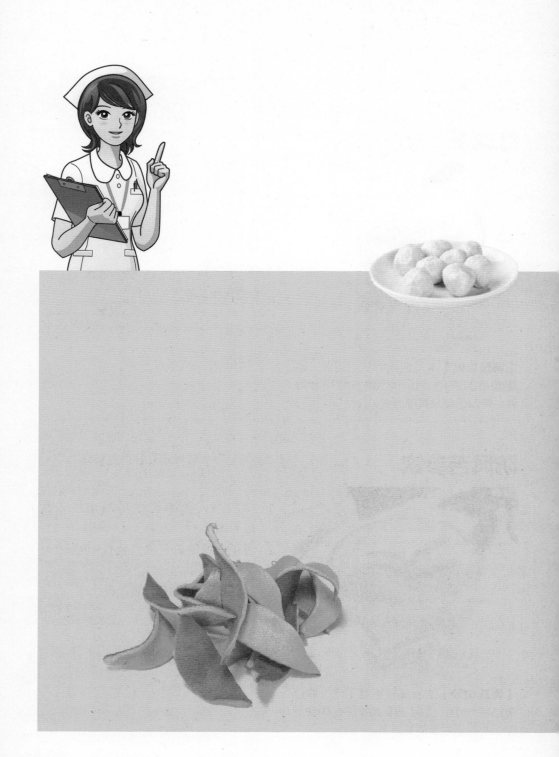

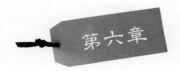

第六章

高碘性甲状腺肿

高碘性甲状腺肿是由于机体内长期摄入了远远超过机体生理所需碘的数量而引起的甲状腺肿。

本章主要介绍高碘性甲状腺肿的症状、病因、危害、宜食食物、忌食食物、居家中医疗法，让患者和家属能够全面了解这种疾病，从而更好地护理和治疗疾病。

高碘性甲状腺肿

高碘性甲状腺肿是由于机体内长期摄入了远远超过机体生理所需碘的数量而引起的甲状腺肿。可分为地方性高碘性甲状腺肿和散发性高碘性甲状腺肿两种。

症状

高碘性甲状腺肿最显著的表现是甲状腺肿大。部分患者会出现甲低症状，如怕冷、食欲不振、便秘等症，病情较严重的患者会出现黏液性水肿。

1.碘含量增高

经检查，发现通常尿碘大于800克/升，吸碘率低，血浆中的无机碘含量以及甲状腺中的碘含量显著增高。

2.甲状腺肿大

高碘性甲状腺肿患者在发病时，典型的表现是出现甲状腺肿大，轻、中度时可呈弥漫性肿大，重度情况较为少见。

3.甲状腺功能减退

高碘致甲状腺功能减退的发生率不清楚，女性比男性高，多为可逆性，时间可从数月至数年。高碘致甲状腺功能减退解除碘对甲状腺激素合成与释放的抑制后，甲状腺功能大多数在3周恢复正常，或通过代偿作用达到基本正常。

病因

患上高碘性甲状腺肿的病因有多种，可以由日常生活中摄入碘元素超标所致，也可以由生活的自然环境中碘元素过多而致，或也可由药物而致。

1.地理位置产生高碘

新疆、山西、内蒙古等省的部分地区多为盆地或山脉延伸的高地，有因洪水冲刷而沉积下来的含碘丰富的水，导致居民因长期饮用高碘水而致病。

2.生活中摄入碘过多

碘在生活中被视为重要且必需的微量元素，在大部分地区因缺碘而引起疾病后受到极大关注，使得人们对碘的摄入极其重视，尤其是居住在沿海地区的居民，生活中更不乏碘的摄入。随着含高碘的水或食物逐渐增多，人们摄入碘的含量也逐渐增多甚至超出了正常的需求量，因此就很容易引发高碘性甲状腺肿。

因生活中过多摄入碘而导致高碘性甲状腺肿，是该病的主要病因。

3.长期服用高碘性药物

有一些高碘药物，如含有碘化钾的祛痰药等，在长期服用了一段时间后，也会加大体内的碘含量，进而引发高碘性甲状腺肿。

摄入适量的碘可促进甲状腺激素的合成，可一旦摄入超出正常需求的量，就很容易抑制碘的有机化，使甲状腺激素合成减少，也会抑制甲状腺激素释放，使得甲状腺激素对垂体的反馈抑制减弱，从而引发甲状腺肿大。

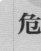

危害 随着生活水平的提高，碘的缺乏似乎有所缓解，取而代之的是由于碘的大量摄入而致高碘，引发多种疾病，严重时更危害到人体健康和生命安全，危害极大，应给予重视。

1.发病率升高

高碘问题是近几十年才出现的问题。在高碘甲状腺肿病人中，甲状腺功能亢进症、甲减、自身免疫性甲状腺疾病及甲状腺乳头状癌的发病率有升高趋势。

2.甲状腺功能减退

高碘致甲状腺功能减退的发生机制与高碘致甲状腺肿的机制相似，程度则更严重，或同时合并其他甲状腺功能紊乱，如合并慢性淋巴细胞性甲状腺炎，肿大的甲状腺功能失常而致功能减退。

3.危害孕妇、儿童健康

孕妇应尽量避免用碘剂或减少其用量。在胎儿、新生儿中也要重视患高碘性甲状腺肿的可能性。一旦患该病，易使智力受到影响，而肿大的脖子容易压迫气管，严重时可危及生命。

宜食高蛋白质、低碘食物

黑豆

蛋白质含量　36克/100克
碘含量　0微克/100克

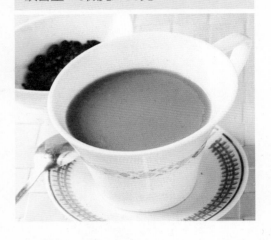

蚕豆

蛋白质含量　21.6克/100克
碘含量　0微克/100克

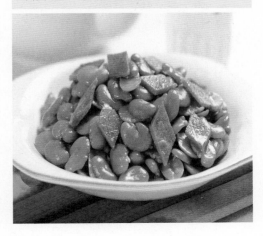

▌三黑豆浆

原料 黑豆50克，黑米20克，黑芝麻10克，白糖15克

制作

1 将黑豆洗净，再放入清水中泡发后捞出，沥干水分。

2 将黑米淘洗干净，再放入清水中泡软；黑芝麻洗净。

3 锅中加入适量清水，用大火烧开，再倒入黑豆、黑米、黑芝麻，改中火煮至熟烂。调入白糖，续煮至白糖溶化即可。

▌火腿蚕豆

原料 蚕豆300克，熟火腿75克，白汤、盐、水淀粉各适量，食用油适量

制作

1 蚕豆去壳，洗净后待用；熟火腿切成指甲片状。

2 起油锅，将蚕豆放入油中炸至熟后捞出，沥油。

3 锅内留少许油，放入火腿片、蚕豆稍微翻炒。

4 加入白汤、盐，调好味，用水淀粉勾薄芡，淋上亮油，起锅盛盘即可。

鹌鹑肉（人工养殖）

蛋白质含量　20.2克/100克
碘含量　0微克/100克

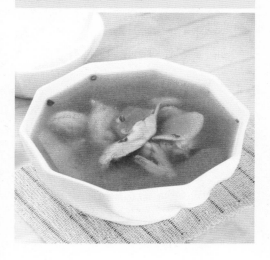

鸭肉

蛋白质含量　15.5克/100克
碘含量　0微克/100克

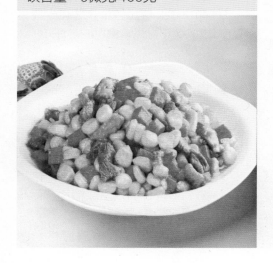

▍胡萝卜鹌鹑汤

原料 人工养殖的鹌鹑肉200克，胡萝卜120克，猪肉70克，姜片、葱花各少许，盐2克，料酒5毫升

制作

1　将胡萝卜洗净去皮，切块；猪肉洗净切丁；鹌鹑肉洗净，切块。

2　锅中加水烧开，放入鹌鹑肉，大火汆去血水后捞出。

3　锅中加水烧开，倒入鹌鹑肉、猪肉丁、姜片、胡萝卜块，淋料酒，大火煮沸后用小火煲煮40分钟，至食材熟透。加少许盐调味，转中火续煮片刻，至汤汁入味后盛出，撒葱花即成。

▍玉米粒炒鸭肉

原料 鲜玉米粒150克，鸭肉100克，胡萝卜50克，姜片、葱白各少许，盐3克，料酒适量，食用油适量

制作

1　将胡萝卜去皮洗净，切丁；鸭肉收拾干净，切丁，加盐、料酒腌渍。

2　锅中加水烧开，倒入洗净的玉米粒和胡萝卜丁，焯水后捞出。

3　姜片、葱白入油锅爆香，入鸭肉丁、料酒炒至变色，倒入玉米粒、胡萝卜炒透，加盐调味即可。

宜食高钙、低碘食物

雪里蕻

钙含量　0.024克/100克

碘含量　0

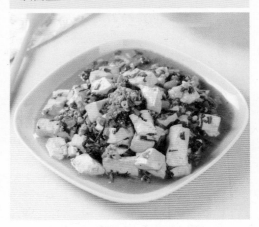

雪里蕻炖豆腐

原料 雪里蕻220克，豆腐150克，肉末65克，葱花少许，盐少许，生抽、料酒、食用油、老抽各适量

制作

1. 将雪里蕻洗净，切碎；豆腐洗净，切方块，焯水后捞出。

2. 用油起锅，倒入肉末炒至变色，淋生抽、料酒，入雪里蕻炒软。

3. 加清水，倒入豆腐块炒匀，转中火略煮，加老抽、盐调味，续煮至入味后转大火收汁，装盘，撒葱花即可。

西葫芦

钙含量　0.015克/100克

碘含量　0.4微克/100克

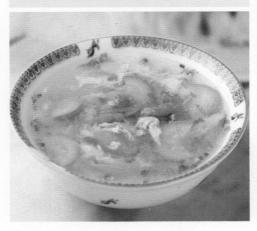

蚕豆西葫芦鸡蛋汤

原料 蚕豆90克，西葫芦100克，西红柿100克，鸡蛋1个，葱花少许，盐2克，鸡粉2克，食用油少许

制作

1. 锅中加水烧开，倒入洗好的蚕豆煮1分钟后捞出，沥干，去壳。

2. 将西葫芦洗净，切片；西红柿洗净，切片；鸡蛋打散、调匀。

3. 锅中加水烧开，放入盐、食用油、鸡粉，倒入西红柿片、西葫芦片、蚕豆，搅匀，煮2分钟。

4. 倒入蛋液搅匀，至液面浮起蛋花，撒葱花煮至断生即可。

芋头

钙含量　0.036克/100克
碘含量　0微克/100克

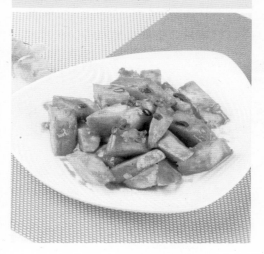

酸奶

钙含量　0.118克/100克
碘含量　0.9微克/100克

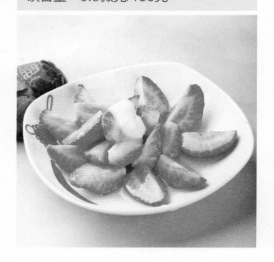

▌茄汁香芋

原料 香芋400克，葱花少许，白糖5克，番茄酱15克，水淀粉适量，食用油适量

制作

1　将香芋洗净去皮，切丁。

2　锅中注入适量食用油，烧至六成热，放入香芋炸1分钟至八成熟后捞出，备用。

3　锅底留油，加水，倒入香芋丁，加白糖、番茄酱调味。

4　倒入适量水淀粉，拌炒均匀后盛出，装入盘中，再撒上葱花即可。

▌酸奶草莓

原料 草莓90克，酸奶100克，蜂蜜适量

制作

1　将草莓洗净，切去果蒂，取果肉切成小块，备用。

2　取一个干净的碗，倒入草莓块，放入备好的酸奶，搅拌匀。

3　淋上适量蜂蜜，快速搅拌一会儿，至食材入味。

4　再取一个干净的盘子，盛入拌好的食材，摆好盘即成。

宜食高糖类、低碘食物

豌豆

糖类含量　55.4克/100克
碘含量　0.9微克/100克

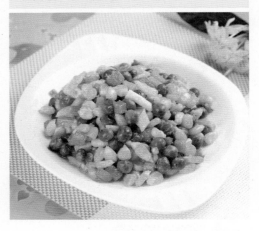

南瓜

糖类含量　68.1克/100克
碘含量　0微克/100克

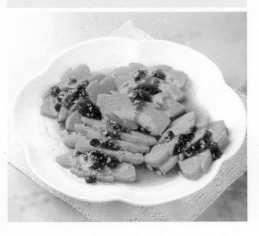

▎玉米炒豌豆

原料 豌豆250克，鲜玉米粒150克，红椒片、姜片、葱白各少许，盐、白糖、水淀粉各适量，食用油适量

制作

1　锅中注水烧开，加少许盐，放入洗净的玉米粒焯至断生后捞出，再放入豌豆焯水后捞出。

2　用油起锅，倒入红椒片、姜片和葱白煸香，再入玉米粒、豌豆炒匀，加盐、白糖调味。

3　加少许水淀粉勾芡，翻炒均匀，出锅装盘即成。

▎蓝莓南瓜

原料 蓝莓酱40克，南瓜400克

制作

1　将南瓜洗净，去皮、瓤，切上花刀，再切成厚片，放入盘中，摆放整齐。

2　将蓝莓酱抹在南瓜片上。

3　把加工好的南瓜片放入烧开的蒸锅中。

4　盖上盖，用大火蒸5分钟，至食材熟透。

5　揭开盖，把蒸好的蓝莓南瓜取出即可。

桂圆

糖类含量　16.2克/100克
碘含量　0微克/100克

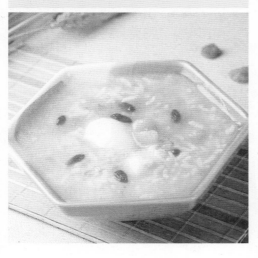

▍桂圆鸽蛋粥

原料 水发大米150克，桂圆肉30克，熟鸽蛋2个，燕麦45克，枸杞10克，冰糖适量

制作

1　枸杞洗净；砂锅中注入适量清水烧开，倒入洗净的大米，搅拌均匀。

2　放入桂圆肉、燕麦拌匀，用小火煮约30分钟至食材熟软。

3　倒入熟鸽蛋、枸杞、冰糖，搅拌均匀，用小火续煮5分钟。

4　揭盖，搅拌匀，略煮片刻即可。

山楂

糖类含量　22微克/100克
碘含量　0微克/100克

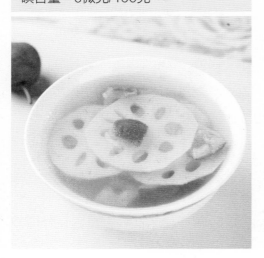

▍山楂藕片

原料 莲藕150克，山楂95克，冰糖30克

制作

1　将莲藕洗净，去皮，切片；山楂洗净，去核，切小块。

2　锅中注入适量清水，用大火烧开，放入藕片、山楂，煮沸后用小火炖煮约15分钟，至食材熟透。

3　倒入冰糖，快速搅拌匀，用大火略煮片刻，至冰糖溶入汤汁中。

4　关火后，将煮好的汤料装入汤碗中即成。

宜食高磷、低碘食物

芝麻

磷含量　0.513克/100克
碘含量　0微克/100克

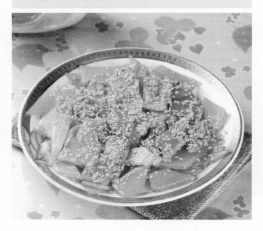

▌芝麻莴笋

原料 莴笋200克，白芝麻10克，葱白少许，盐3克，蚝油5克，食用油适量

制作

1　将莴笋去皮，洗净，切片；白芝麻洗净入锅炒香后盛出，备用。

2　锅中注水烧开，放入少许盐，倒入莴笋片，焯煮至断生后捞出。

3　用油起锅，放入葱白爆香，倒入莴笋片炒匀，加盐、蚝油调味，快速拌炒均匀后盛出，装入盘中，再撒上白芝麻即可。

腰果

磷含量　0.395克/100克
碘含量　0微克/100克

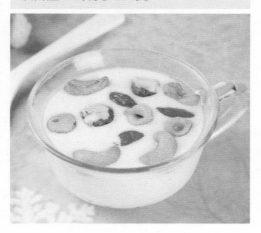

▌榛子腰果酸奶

原料 腰果30克，熟榛子仁25克，枸杞8克，酸奶100克，食用油适量

制作

1　炒锅中注入少许食用油，烧至三成热，放入腰果用小火炸约半分钟，捞出，沥干油，凉凉待用。

2　将熟榛子仁切开，再剁成细末。

3　将放凉的腰果拍碎，再切成末。

4　把酸奶倒入碗中，倒入榛子仁搅拌，使食材混合均匀。

5　取一个果汁杯，盛入拌好的材料，撒上腰果末和洗净的枸杞。

马蹄

磷含量　0.044克/100克
碘含量　0微克/100克

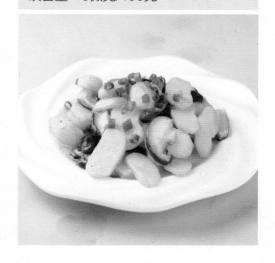

桑葚

磷含量　0.033克/100克
碘含量　0微克/100克

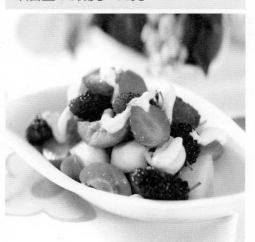

▍马蹄炒香菇

原料马蹄肉100克，香菇60克，葱花少许，盐3克，鸡粉2克，蚝油4克，水淀粉适量，食用油适量

制作

1　将马蹄肉洗净，切片；香菇洗净去蒂，切粗丝。

2　锅中加水烧开，加盐、香菇丝煮半分钟后入马蹄肉，煮约半分钟后捞出。

3　用油起锅，倒入香菇丝、马蹄肉炒匀，加盐、鸡粉调味，倒入蚝油，炒匀。

4　注入少许水淀粉，用大火翻炒收汁，盛出装盘，撒葱花即成。

▍桑葚沙拉

原料青梅2个，草莓50克，梨1个，桑葚50克，山竹1个，沙拉酱1大匙

制作

1　草莓洗净，切块；青梅洗净去核，切成片。

2　桑葚洗净；梨洗净去皮、切块；山竹去皮、掰成块。

3　将所有的材料放入盘子里，拌入沙拉酱即可。

高碘性甲状腺肿
患者禁食食物

咖啡

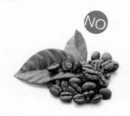

不宜喝的原因：

咖啡喝多了会影响人的中枢神经系统、心脏和呼吸系统，刺激胃酸分泌，导致肠胃不适，造成钙质等的流失，也会影响甲状腺的功能。因此，高碘性甲状腺肿患者在调养期间最好不要饮用咖啡，以免加重病情。

海带

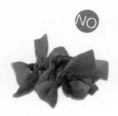

不宜吃的原因：

海带是日常生活中很常见的补碘食物，含有非常丰富的碘元素。高碘性甲状腺肿患者因为体内残留了过多的碘，如果长久持续食用海带，对病情恢复非常不利，因此不宜食用。

发菜

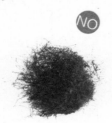

不宜吃的原因：

发菜在东南沿海地区更为常见，实际上不是菜，而属于蓝菌门念珠藻目的细菌，是陆生藻类。发菜中含有极其丰富的碘元素，但对于高碘性甲状腺肿的患者而言，不宜食用，容易导致病情加重。

居家中医疗法

按揉水突穴

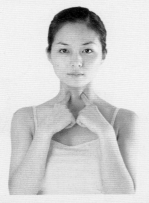

【注意事项】 按揉此穴位时力度不宜过重，以颈部不感到疼痛难忍为度。

【取穴方法】 水突穴位于人体的颈部，胸锁乳突肌的前缘，人迎穴与气舍穴连线的中点。

【按揉方法】

将食指、中指并拢，用两指指腹揉按水突穴，每天100次。

【按揉功效】

按揉此穴位，能起到清热利咽、软坚散结的作用，有助于缓解咽喉肿痛、甲状腺肿大、支气管炎、吞咽困难等症，适用于高碘性甲状腺肿患者。

按揉神阙穴

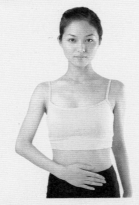

【注意事项】 按压时要保持平心静气，将意念集中在肚脐眼上，效果更好。

【取穴方法】 神阙穴，是人体任脉上的要穴，位于腹中部，脐中央，即肚脐，又名脐中。

【按揉方法】

患者取站位或坐位，伸出食指，将食指按在肚脐眼上，根据自己的舒适程度适当调节按揉力度，每天100次左右即可。

【按揉功效】

经常按揉神阙穴具有通气补虚、散结除滞的作用，能在一定程度上缓解甲状腺肿大症状，适用于高碘性甲状腺肿患者。

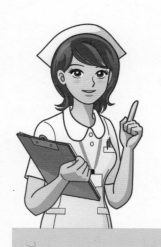
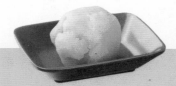
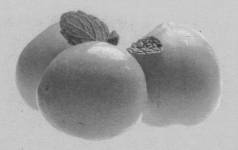

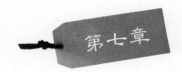

第七章

结节性甲状腺肿

结节性甲状腺肿的发病率较高，多见于中年女性。本章主要介绍结节性甲状腺肿的症状、病因、危害、宜食食物、忌食食物、居家中医疗法，让患者和家属能够全面了解这种疾病，从而更好地护理和治疗疾病。

结节性甲状腺肿

结节性甲状腺肿的发病率较高，多见于中年女性。患者多数有单纯性甲状腺肿病史，至晚期多会发展为多结节性甲状腺肿，若并发甲状腺功能亢进症，可发展为毒性多结节性甲状腺肿。

症状

出现甲状腺肿大是结节性甲状腺肿的主要症状。病情恶化后可有出血、甲状腺功能亢进症或出现硬性结节等，伴有多种并发症，严重时也可导致癌变。

1.甲状腺肿大

多为多发性结节且不对称。结节质软、光滑、无触痛，有时境界不清。

2.出血现象

如出现急性出血现象，可致肿块突然增大及疼痛，可在几天内消退。

3.甲状腺功能亢进

并发甲状腺功能亢进症时，可出现乏力、心悸、心律失常等症，甚至会出现体重下降。

4.出现压迫气管

晚期可能会出现压迫气管的现象，导致发音障碍、吞咽困难、呼吸不畅等。

5.引发癌变

5%～8%的患者可出现毒性结节性甲状腺肿。有些结节性甲状腺肿由上皮细胞的过度增生，可形成胚胎性腺瘤或乳头状腺癌而导致癌变，形成甲状腺癌。

病因

结节性甲状腺肿多是在单纯性弥漫性甲状腺肿的基础上发展起来的。由于病情不断反复，导致滤泡上皮由弥漫性增生转变为局灶性增生，部分区域出现不同程度退行性变，最终出现不同程度的结节。

危害

结节性甲状腺肿患者有长期单纯性甲状腺肿的病史，青少年很少有结节的形成，随着年龄增长，发病率逐渐增加，50岁左右达高峰，尤其女性更应该多加留意。

宜食高蛋白质、低碘食物

猪蹄

蛋白质含量 22.6克/100克
碘含量 0.12微克/100克

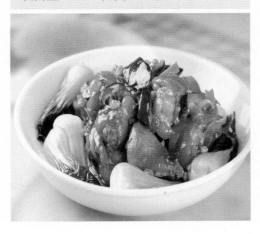

香菇炖猪蹄

原料 猪蹄块280克，油菜100克，鲜香菇60克，蒜末、葱段各少许，盐、白糖、豆瓣酱、生抽、料酒各适量，食用油适量，白醋适量

制作

1 香菇洗净去蒂，切块；油菜对半切，焯熟，捞出沥干，摆盘。

2 猪蹄块倒入沸水中，加料酒、白醋煮沸，撇去浮沫，捞出沥干。

3 锅中注油烧热，放入蒜末、葱段爆香，倒入猪蹄、调料炒匀，加盖小火焖25分钟即可。

猪心

蛋白质含量 16.6克/100克
碘含量 1.7微克/100克

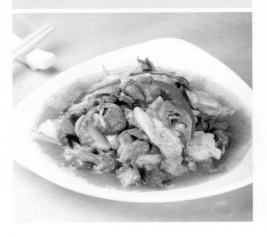

猪心炒卷心菜

原料 猪心200克，卷心菜200克，甜椒50克，蒜片少许，盐4克，蚝油5克，料酒、生抽、生粉各适量，食用油适量

制作

1 甜椒洗净切丝；卷心菜洗净撕小块；猪心洗净切片，加少许盐、料酒、生粉拌匀，腌渍10分钟。

2 锅中注水烧开，加盐、食用油、卷心菜块煮半分钟，捞出；猪心片倒入沸水锅中，氽至变色，捞出沥干；用油起锅，入蒜片、甜椒丝、卷心菜块、猪心片炒匀，入调料拌匀即可。

宜食高矿物质、低碘食物

口蘑

矿物质含量　5.144克/100克

碘含量　0微克/100克

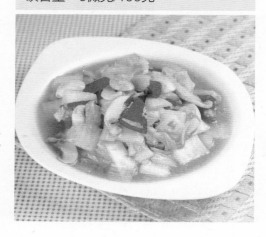

银耳

矿物质含量　2.139克/100克

碘含量　0微克/100克

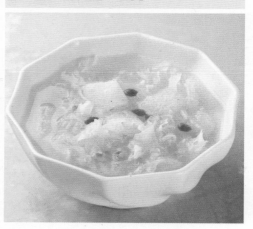

▌口蘑烧白菜

原料 口蘑90克，大白菜120克，红椒块40克，蒜末、葱段各少许，盐3克，生抽2毫升，水淀粉适量，食用油适量

制作

1　将口蘑洗净，切片；大白菜洗净，切块。

2　锅中加水烧开，放入口蘑片、大白菜块、红椒块焯水，捞出沥水。

3　蒜末、葱段入油锅爆香，倒入焯煮好的食材炒匀，加盐、生抽，倒入水淀粉勾芡即可。

▌竹荪银耳甜汤

原料 水发竹荪50克，水发银耳100克，冰糖40克，枸杞10克

制作

1　将银耳洗净，切去黄色根部，再切成小块；竹荪洗净，切小段。

2　砂锅中倒入适量清水烧开，放入竹荪段、银耳块，再加入冰糖，拌匀，煮至溶化；放入洗净的枸杞，拌匀，转小火煮10分钟，至食材熟即可。

扁豆

矿物质含量　0.944克/100克

碘含量　2.2微克/100克

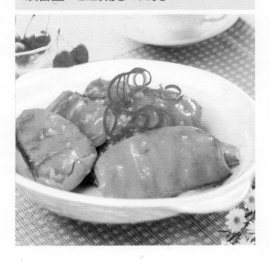

▌蒜香扁豆

原料 扁豆350克，蒜泥50克，盐2克，味精1克，食用油适量

制作

1　将扁豆洗净，去掉筋，整条截一刀。

2　将处理好的扁豆放入沸水中稍焯，再捞出，沥干水分。

3　锅内加入少许油烧热，下入蒜泥煸香，加入扁豆同炒，最后放入盐、味精炒至断生即可。

鳗鱼

矿物质含量　0.626克/100克

碘含量　0微克/100克

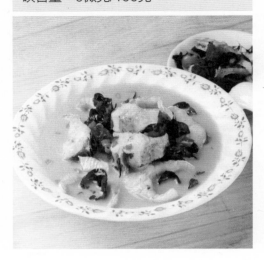

▌木耳烧鳗鱼

原料 鳗鱼1条，黑木耳50克，葱花少许，盐、鸡粉各2克，料酒适量

制作

1　将鳗鱼收拾干净，取肉，用料酒去腥后，切成长度相同的块；黑木耳洗净，泡发，切朵。

2　锅中加水，大火烧开后，放入鳗鱼，小火煲煮至变色。

3　再放入黑木耳，续煮至熟，加盐、鸡粉调味。将煮好的汤料盛出装碗，撒葱花即可。

宜食高维生素 C、低碘食物

蕨菜

维生素C含量　　0.023克/100克

碘含量　　0微克/100克

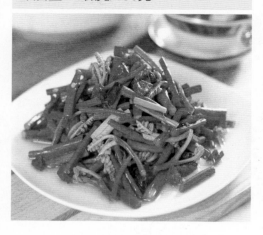

炝炒蕨菜

原料 蕨菜400克，甜椒50克，葱15克，盐、鸡精各适量，食用油适量

制作

1　将蕨菜洗净，切段；葱择洗干净，切成葱花；甜椒洗净切段。

2　炒锅注油烧热，下入甜椒段爆香。

3　再倒入蕨菜翻炒，最后加入适量的盐、鸡精炒入味。

4　起锅装盘撒上葱花即可。

毛豆

维生素C含量　　0.027克/100克

碘含量　　0微克/100克

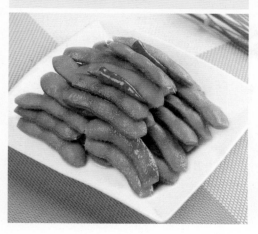

盐水毛豆

原料 毛豆500克，甜椒2个，盐4克

制作

1　将毛豆洗净，沥去水分，用剪刀剪去两端的尖角（使毛豆更好地浸味）；甜椒洗净切丝。

2　将毛豆放入油锅中，放入甜椒炒匀；加盐、清水至与毛豆持平。

3　用大火加盖煮20分钟后捞出，待凉后即可食用。

宜食高维生素 A、低碘食物

肉桂

维生素A含量　0.000432克/100克
碘含量　0微克/100克

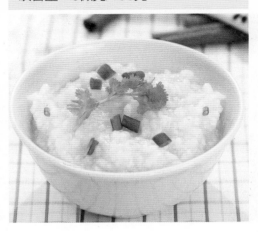

肉桂米粥

原料　肉桂适量，大米100克，白糖3克，葱花、香菜各适量

制作

1. 大米泡发半小时后捞出，沥干水分，备用；肉桂洗净，加水煮好，取汁待用。

2. 锅置火上，加入适量清水，放入大米，以大火煮开，再倒入肉桂汁；以小火煮至浓稠状，调入白糖拌匀，再撒上葱花、洗净的香菜叶即可。

鸡肝

维生素A含量　0.010414克/100克
碘含量　1.3微克/100克

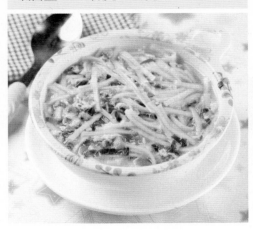

鸡肝面条

原料　鸡肝50克，面条60克，小白菜50克，蛋液少许，盐2克，鸡粉2克，食用油适量

制作

1. 小白菜洗净切碎；鸡肝洗净。

2. 锅中注水烧开，放入鸡肝煮熟，捞出放凉，剁碎。

3. 锅中注水烧开，放入少许食用油、盐、鸡粉，倒入面条搅匀，小火煮5分钟，放入小白菜碎、鸡肝碎煮沸，最后倒入蛋液搅匀即可。

宜食高 B 族维生素、低碘食物

枸杞

维生素B$_1$含量　　0.00067微克/100克
碘含量　0微克/100克

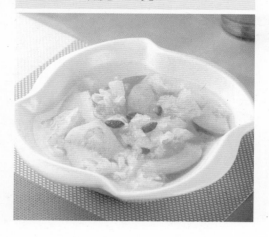

番石榴银耳枸杞糖水

原料 番石榴120克，水发银耳100克，枸杞15克，冰糖40克

制作

1　银耳洗净，切块；番石榴，洗净，切块。

2　砂锅中注入适量清水烧开，放入番石榴、银耳拌匀，小火煮30分钟，至食材熟软。

3　揭开盖，放入冰糖，煮至溶化，放入洗净的枸杞，搅拌匀即可。

乌梅

维生素B$_2$含量　0.00054克/100克
碘含量　0微克/100克

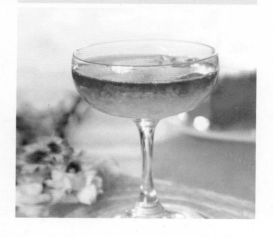

乌梅沙冰

原料 乌梅汁500毫升，白糖少许

制作

1　先取一半乌梅汁，装入小方块模型中。

2　将装了乌梅汁的模型放入冷冻库中成乌梅冰块。

3　将乌梅冰块取出，放入果汁机中，再加入乌梅汁和少许白糖，搅匀即可。

青豆

泛酸含量　0.00021克/100克
碘含量　0.9微克/100克

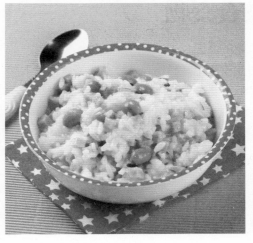

▎火腿青豆焖饭

原料 火腿45克，青豆40克，洋葱20克，高汤200毫升，软饭180克，盐少许，食用油适量

制作

1　火腿切粒；洋葱洗净切粒；青豆洗净；锅中注水烧开，倒入青豆，煮熟捞出。

2　用油起锅，倒入准备好的洋葱粒、火腿粒，炒出香味。

3　放入青豆、适量高汤、软饭、少许盐，快速炒匀，将锅中的材料盛出，装入碗中即可。

鱿鱼

维生素B_{12}含量　0.002克/100克
碘含量　0微克/100克

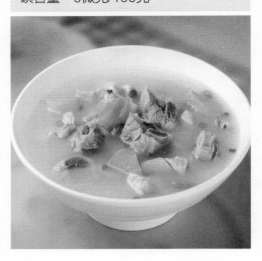

▎佛手瓜鱿鱼干排骨汤

原料 佛手瓜130克，排骨块400克，鱿鱼干50克，葱花少许，盐3克，鸡粉2克，料酒10毫升

制作

1　佛手瓜洗净切小块；洗好的鱿鱼干切片；排骨块洗净。

2　锅中注水烧开，倒入排骨块、料酒搅匀，煮沸，撇去汤中的浮沫，捞出，沥干。

3　砂锅中注水烧开，放入排骨块、鱿鱼干、佛手瓜块煮30分钟，加适量盐、鸡粉调味，撒上葱花即可。

结节性甲状腺肿
患者禁食食物

黄豆

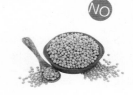

不宜吃的原因：

黄豆是生活中常见的豆类食品，经食用进入人体后，会经由体内代谢而产生一种叫硫氰酸的甲状腺毒性物质，非常容易引起甲状腺激素分泌不足，从而引发甲状腺代偿性增大，对结节性甲状腺肿患者的病情恢复不利。

海带

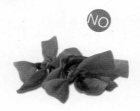

不宜吃的原因：

海带中含有丰富的碘元素和纤维素，结节性甲状腺肿患者如果过量食用，容易导致体内甲状腺激素的合成，从而影响碘元素的吸收，还有可能加重甲状腺肿大症状，对病情恢复不利。

榨菜

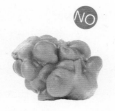

不宜吃的原因：

榨菜属十字花科芸薹属的一种，营养丰富，但含有容易导致甲状腺肿大的物质，结节性甲状腺肿患者食用后，会使甲状腺肿大的症状加重，导致病情恶化，不利于身体的恢复，因此在养病期间最好不吃。

花菜

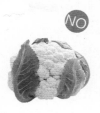

不宜吃的原因：

花菜是一种十字花科的蔬菜，为甘蓝的变种。花菜的营养丰富，但含有少量的致甲状腺肿大物质，结节性甲状腺肿患者如果经常食用，易使甲状腺肿大的症状加重，也不利于体内对碘的吸收，因此不宜食用。

胡椒

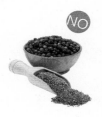

不宜吃的原因：

胡椒带有刺激性，长期食用，对口舌、肠胃等都容易产生不良刺激。而结节性甲状腺肿患者食用后，也容易加重其吞咽困难、咳嗽、胸闷、气短等症状，也会影响肠胃对碘元素的吸收，因此应尽量避免食用。

芥末

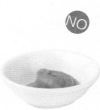

不宜吃的原因：

芥末是生活中较常用的调味品，其味辣，结节性甲状腺肿患者食用后，对口舌、肠胃都容易产生强烈的刺激作用，易导致胃肠功能紊乱，在一定程度上阻碍肠胃对碘元素的吸收和消化，还很容易影响甲状腺的功能。

🍴 居家中医疗法

半枝莲白花蛇舌草茶

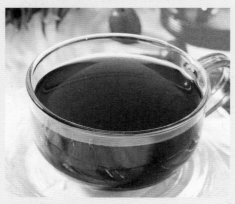

【调理功效】本品具有软坚散结、活血补气的功效，有助于缓解结节性甲状腺肿患者的不适症状。

【准备材料】半枝莲、白花蛇舌草各50克，红枣15粒，牛膝30克，铁树1叶，冰糖适量

【制作方法】

1 诸料洗净；红枣切开与其他材料一起加水2000毫升，煎煮2小时，滤渣当茶饮。

2 可再煎第二次，药渣加水1500毫升，滚后小火再煮2小时。滤去渣后，倒入杯中饮用。

【具体用法】

适量饮用，每日可1次。

白菊龙井茶

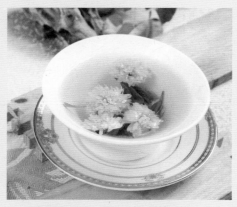

【调理功效】此茶具有软坚散结、滋阴凉血、补益调中的功效，适合甲状腺功能亢进症以及结节性甲状腺肿患者饮用。

【准备材料】龙井茶3克，白菊花10克，冰糖适量

【制作方法】

1 将白菊花清洗干净，再捞出，沥干水分，备用。

2 将龙井茶、白菊花一起放入杯内。

3 往杯中倒入适量开水进行冲泡，约5分钟后，调入冰糖混匀，即可饮用。

【具体用法】

可续水冲泡直到味淡，每日1或2次。

TIPS: 脾胃虚寒者不宜服用。

按揉天冲穴

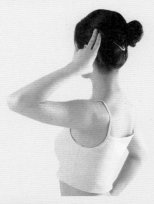

【取穴方法】天冲穴位于头部，耳根后缘直上入发际2寸，率谷穴后0.5寸。

【按揉方法】
患者取任意位，医者用拇指指尖揉按天冲穴，每次3～5分钟。

【按揉功效】
按揉此穴位，能起到软坚散结、通络、活血止痛的作用，可以缓解甲状腺肿大、癫痫、头痛等症。结节性甲状腺肿患者适宜适当按揉，以帮助病情恢复。

【注意事项】天冲穴位于头部，要小心掌握按揉力度，以免伤及发根。

按揉浮白穴

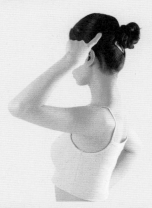

【取穴方法】浮白穴位于头部，当耳后乳突的后上方，天冲与完骨的弧形连线的中1/3与上1/3交点处。

【按揉方法】
按揉浮白穴，每穴3~5分钟，每日一次。

【按揉功效】
按揉此穴位，能起到软坚散结、活络止痛的作用，有助于缓解甲状腺肿大、牙龈肿痛等症状。结节性甲状腺肿患者如果甲状腺肿大症状极严重，可适当按揉，有一定缓解作用。

【注意事项】按揉此穴时，患者应保持心情平静或愉悦，按揉力度不宜太重。

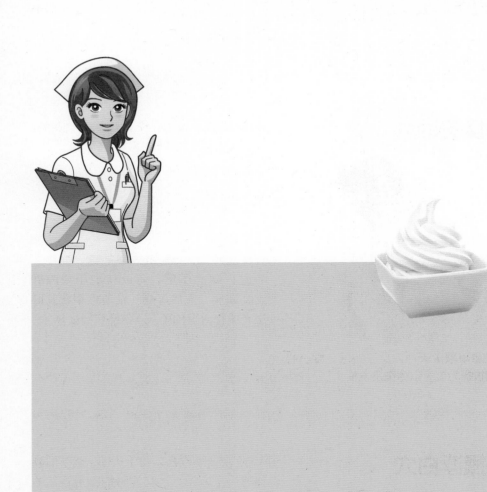
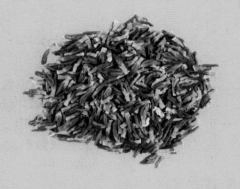

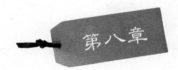

第八章

慢性纤维性甲状腺炎

慢性纤维性甲状腺炎是甲状腺的一种慢性炎症。本章主要介绍慢性纤维性甲状腺炎的症状、病因、危害、宜食食物、忌食食物、居家中医疗法，让患者和家属能够全面了解这种疾病，从而更好地护理和治疗疾病。

慢性纤维性甲状腺炎

慢性纤维性甲状腺炎是甲状腺的一种慢性炎症。是一种较为罕见的甲状腺炎症，它以正常的甲状腺组织被大量、致密的纤维组织所替代为主要特征，各年龄段的人群中均可发病。

症状

慢性纤维性甲状腺炎的临床症状一般表现为起病较为缓慢，也有随时突发此病的情况，用肉眼比较难发现此病的症状。但是可以用医学器材发现喉部甲状腺有肿大的现象，喉部受到腺体压迫，还会有呼吸困难、吞咽困难等症状。

学者认为慢性纤维性甲状腺炎为慢性淋巴细胞性甲状腺炎的晚期表现。慢性纤维性甲状腺炎的起病较为缓慢，但有时亦可突然起病、亦可静止多年，无明显的症状。

体检时，会发现慢性纤维性甲状腺炎患者的甲状腺肿大，质地坚硬。慢性纤维性甲状腺炎的临床表现常与局部的压迫症状有关，压迫气管和食管后会出现呼吸困难、吞咽困难等。

中年女性患者有无痛性的甲状腺肿，触及质地坚硬、无压痛，与周围组织粘连固定，并有明显的压迫症状。

病因

曾有学者认为慢性纤维性甲状腺炎为慢性淋巴细胞性甲状腺炎的晚期表现，但无论从组织形态学、临床表现、甲状腺功能、免疫特征及预后转归等方面，两者均有所区别。慢性纤维性甲状腺炎的病因目前尚不十分明确。但患者自身免疫机制也可能起着一定的致病作用，尤其是对纤维组织的自身免疫反应，存在嗜酸性变的可能性。这一变化可导致甲状腺抗体水平增高，进而演变成慢性纤维性甲状腺炎。

危害 慢性纤维性甲状腺炎对人体的危害，主要有影响呼吸道的正常运行，影响大脑神经系统产生异常变化，导致甲状腺功能衰退下降，以及引起静脉血流淤滞、血管壁损伤和高凝状态而致脑静脉窦血栓形成等，具体如下：

影响呼吸道呼吸的运行。让患者感觉喉咙不舒适、声音嘶哑，同时伴有咳嗽、出汗、怕热、心悸、畏热怕冷、全身疲劳、体重增加、面部浮肿、心慌、四肢酸痛、头痛身热、四肢无力等。

影响神经系统。一般而言，此病会使患者出现神经紧张、心情焦虑、疲惫乏力、失眠、头昏脑涨、烦躁不安、多言好动、食欲不佳、消化不良、记忆力减退、精力不集中、肌肉四肢酸痛、神经异常兴奋等表现。

影响甲状腺周围组织及器官。甲状腺慢性纤维性甲状腺炎会因为甲状腺发生异变，体内甲状腺激素过量，从而导致甲状腺呈线性肿大。甲状腺肿大引起喉部疼痛、有压迫感，并向周围细胞组织以及器官（如前纵隔气管及食管）扩散蔓延开来。

导致身体多系统功能衰弱。慢性纤维性甲状腺炎患者，若病情没能及时得到控制与治疗，在后期会伴发纤维性胆道炎、腹膜后纤维化、肺纤维化、纵隔纤维化等疾症，进而导致多系统功能减退与衰竭，影响身体各项器官功能的正常运作。

慢性纤维性甲状腺炎还可以引起静脉血流淤滞、血管壁损伤和高凝状态而致脑静脉窦血栓形成。另外，个别患者还有发生颈部淋巴结肿大，少数情况下可以与侵袭性癌伴存的情况。

导致甲状腺功能减退症。患者会出现气短、怕冷、水肿、胸闷、食欲不振、便秘、皮肤粗糙等甲状腺功能减退症的症状。同时，患者还会感觉到四肢乏力、麻木、关节僵硬、反应迟钝、记忆力下降、瞌睡、体重增加、腹胀、耳鸣等。女性还会导致月经不调、闭经，甚至怀孕的还有可能流产、早产等；男性会出现阳痿、性功能减退等症状。

♨ 宜食高蛋白质、高碘食物

虾米

蛋白质含量　43.7克/100克
碘含量　82.5微克/100克

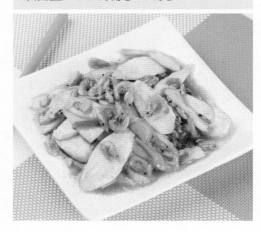

干贝

蛋白质含量　55.6克/100克
碘含量　120微克/100克

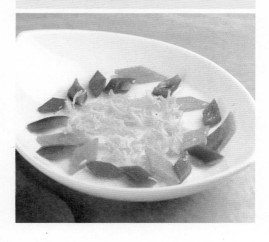

▎虾米炒茭白

原料 茭白100克，虾米60克，姜片、蒜末、葱段各少许，盐2克，鸡粉2克，料酒4毫升，生抽、水淀粉各适量，食用油适量

制作

1　将茭白洗净，切片，装盘待用。

2　用油起锅，放入姜片、蒜末、葱段爆香，倒入洗净的虾米和茭白炒匀，淋料酒炒香，加盐、鸡粉调味，倒入适量清水翻炒片刻，淋生抽炒匀，最后倒入适量水淀粉，快速拌炒均匀即成。

▎干贝芙蓉蛋

原料 鸡蛋2个，南瓜50克，彩椒丁75克，干贝20克，盐、芝麻油各适量

制作

1　将南瓜洗净，去皮，切菱形片；干贝洗净压碎；鸡蛋取蛋清，加盐、芝麻油、清水，调匀。

2　锅中注入清水烧开，加盐、南瓜片、彩椒丁拌匀，煮1分钟后捞出。

3　将蛋清入碗，放入蒸锅中，用小火蒸8分钟，再放上彩椒丁、南瓜片、干贝，用大火蒸2分钟后取出即成。

蛤蜊

蛋白质含量　10.8克/100克
碘含量　24微克/100克

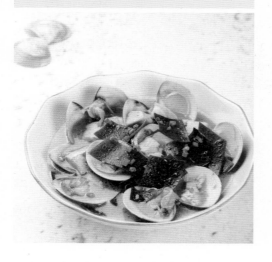

牛肉

蛋白质含量　19.9克/100克
碘含量　24.5微克/100克

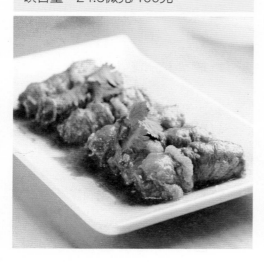

▌蛤蜊豆腐炖海带

原料蛤蜊300克，豆腐、水发海带各150克，蒜末、葱花、姜片各少许，盐、鸡粉、料酒、生抽、水淀粉各适量，食用油适量

制作

1　将豆腐洗净，切小方块，焯水；海带洗净，切小块，焯水。

2　蒜末、姜片入油锅爆香，入海带块、豆腐块炒匀，加料酒、生抽、水，煮至沸腾，倒入洗净的蛤蜊煮3分钟，加盐、鸡粉调味，用水淀粉勾芡，撒葱花即成。

▌西芹牛肉卷

原料牛肉300克，胡萝卜70克，西芹60克，盐4克

制作

1　西芹洗净切丝；胡萝卜去皮切丝；牛肉洗净，切片，用盐腌渍。

2　锅中加水烧开，入胡萝卜丝和西芹丝煮至断生，捞出；将腌渍好的牛肉片摊开、铺平，摆上焯熟的食材，卷起、包紧，制成肉卷生坯。取一个蒸盘，放上肉卷生坯，入蒸锅中蒸熟即可。

杏仁

蛋白质含量　22.5克/100克
碘含量　8.4微克/100克

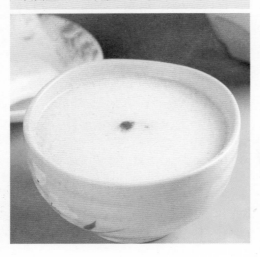

牛奶

蛋白质含量　20.1克/100克
碘含量　30微克/100克

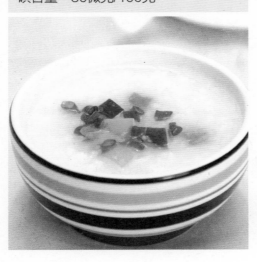

▌杏仁茶

原料 南杏仁15克，北杏仁7克，白糖3克

制作

1 取榨汁机，选择搅拌刀座组合，放入洗净的南杏仁、北杏仁。

2 注入适量清水，选择"榨汁"功能，打碎杏仁，断电后倒出汁水，滤入碗中，待用。

3 砂锅中注入适量清水，煮开后倒入拌匀的汁液，调至大火煮2分钟至沸腾。

4 加入适量白糖拌匀，煮至白糖溶化即可。

▌苹果胡萝卜牛奶粥

原料 苹果、胡萝卜各25克，牛奶100毫升，大米100克，白糖5克，葱花少许

制作

1 胡萝卜、苹果清洗干净，切小块。

2 大米淘洗干净。

3 锅置火上，注入清水，放入大米煮至八成熟。

4 放入胡萝卜、苹果煮至粥将成，倒入牛奶稍煮，加白糖调匀，撒葱花便可。

宜食高维生素 A、高碘食物

鹌鹑蛋

维生素A含量　0.000337克/100克
碘含量　37.6微克/100克

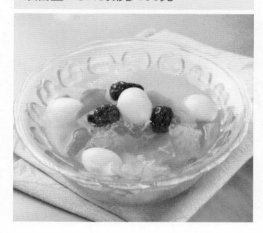

鸭蛋

维生素A含量　0.000261克/100克
碘含量　5微克/100克

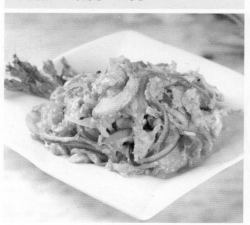

木瓜银耳炖鹌鹑蛋

原料 木瓜200克，水发银耳100克，鹌鹑蛋90克，红枣20克，枸杞10克，冰糖40克

制作

1 将木瓜洗净，去皮、瓤，切小块；银耳洗净，切小块。

2 锅中注入适量清水烧开，放入洗净的红枣、木瓜、银耳，搅匀，用小火炖20分钟，至食材熟软。

3 放入鹌鹑蛋、冰糖，煮5分钟，至冰糖溶化，加入洗净的枸杞，再略煮片刻即可。

鸭蛋炒洋葱

原料 鸭蛋2个，洋葱80克，盐3克，鸡粉2克，水淀粉4克，食用油适量

制作

1 将洋葱去皮，洗净，切丝；鸭蛋打入碗中，放入少许鸡粉、盐、水淀粉，打散、调匀。

2 锅中倒入适量食用油烧热，放入洋葱，翻炒至洋葱变软。

3 加入适量盐，炒匀调味。

4 倒入蛋液，快速翻炒至熟即可。

宜食高 B 族维生素、高碘食物

松子

烟酸含量　0.0042克/100克
碘含量　12.3微克/100克

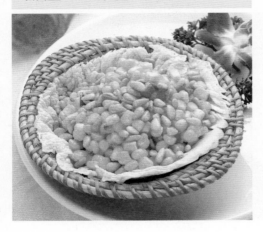

松仁玉米

原料松仁30克，甜玉米粒10克，西红柿50克，盐3克，白糖10克，水淀粉适量，食用油适量

制作

1　将西红柿洗净，切丁；松仁洗净，入油锅炸熟后捞出，沥油。

2　将玉米粒洗净，放入沸水中煮熟，捞出，沥干水分。

3　油烧热，倒入玉米粒稍翻炒，再倒入西红柿丁炒熟，加盐、白糖炒匀，用水淀粉勾芡后，装入盘中，撒上松仁即成。

莲子

维生素B_1含量　0.00016克/100克
碘含量　6.3微克/100克

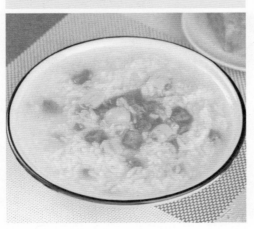

红薯莲子粥

原料红薯80克，水发莲子70克，水发大米160克，盐适量

制作

1　将泡好的莲子去除莲子心；将红薯洗净，去皮，切丁。

2　砂锅中注入适量清水，用大火烧开，放入莲子和泡好的大米，搅匀，大火烧开后，用小火煮约30分钟，至食材熟软。

3　放入红薯丁，用小火煮15分钟，至食材熟烂，加盐调味即成。

南瓜子

维生素B$_6$含量　0.00032克/100克
碘含量　11微克/100克

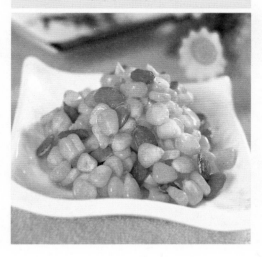

凉拌玉米瓜仁

原料 玉米粒100克，南瓜子仁30克，枸杞10克，芝麻油4毫升，盐适量

制作

1 将玉米粒洗干净，沥干水；南瓜子仁、枸杞洗净。

2 将南瓜子仁、枸杞与玉米粒一起入沸水中焯熟，捞出，沥干水后，加入芝麻油、适量盐，拌均匀即可。

菠菜

维生素B$_9$含量　0.000088克/100克
碘含量　24微克/100克

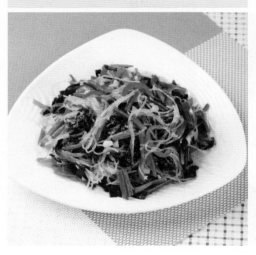

菠菜拌粉丝

原料 菠菜130克，红椒15克，水发粉丝70克，蒜末少许，盐2克，鸡粉2克，生抽4毫升，芝麻油2毫升

制作

1 将菠菜洗净，切段，焯水；粉丝洗净，切段，烫熟；红椒洗净，切丝，焯水。

2 取一个干净的碗，将焯好的菠菜和红椒放入碗中。

3 再放入粉丝，倒入蒜末，加入盐、鸡粉、生抽、芝麻油拌匀即可装入盘中。

海带

维生素B₂含量　0.00015克/100克

碘含量　36240

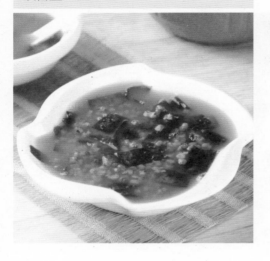

海带绿豆汤

原料 海带70克，水发绿豆80克，冰糖50克

制作

1 将海带洗净，切小块。

2 锅中加水烧开，倒入洗净的绿豆，大火烧开。

3 用小火煮30分钟，至绿豆熟软。

4 倒入海带块，加入冰糖，搅拌均匀，用小火续煮10分钟。

5 煮至全部食材熟透，即可盛出，装入汤碗中食用。

墨鱼

维生素B₁₂含量　0.00018克/100克

碘含量　13.9微克/100克

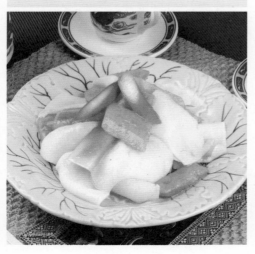

木瓜炒墨鱼片

原料 墨鱼300克，木瓜150克，芦笋50克，莴笋50克，盐4克，味精2克，食用油适量

制作

1 墨鱼洗净，切片；木瓜洗净去皮、切块；芦笋洗净，切段；莴笋洗净，去皮，切块。

2 墨鱼片汆水后捞出，沥干。

3 油锅烧热，放墨鱼片、盐炒匀，再加木瓜块、芦笋段、莴笋块，翻炒，再加入味精，炒匀即可。

宜食高维生素 C、高碘食物

橘子

维生素C含量　0.028克/100克
碘含量　5.3微克/100克

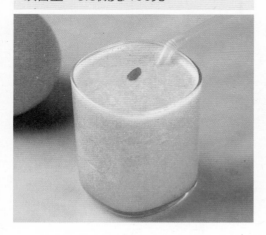

柿子

维生素C含量　0.03克/100克
碘含量　6.3微克/100克

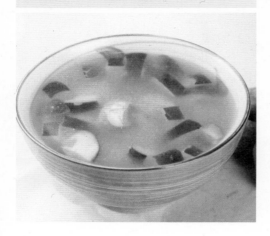

柑橘香蕉蜂蜜汁

原料 柑橘100克，香蕉100克，蜂蜜10克

制作

1　将香蕉去皮，取果肉，切小块；柑橘剥去皮，掰成瓣。

2　取榨汁机，倒入柑橘、香蕉。

3　加入适量白开水，选择"榨汁"功能，榨取果汁。

4　加入适量蜂蜜，再次选择"榨汁"功能，搅拌均匀，倒入杯中即可。

香菇柿子山楂汤

原料 鲜香菇45克，山楂90克，柿饼120克，冰糖30克

制作

1　将山楂洗净，去蒂、核，切块；香菇洗净切丁；柿饼切块。

2　锅中加水烧开，倒入山楂、香菇、柿饼，用小火煮10分钟至柿饼熟软。

3　加冰糖拌匀，续煮至冰糖溶化，拌煮至汤汁更入味即可。

小白菜

维生素C含量　0.028克/100克
碘含量　10

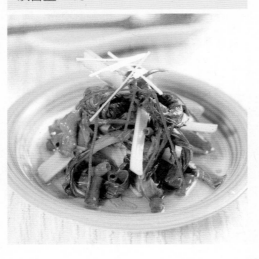

炝炒小白菜

原料 小白菜500克，干辣椒10克，盐3克，花椒4克，味精3克，食用油20毫升，芝麻油10毫升

制作

1 将小白菜洗净；干辣椒切段。

2 锅置火上，倒入食用油烧热，爆香干辣椒段、花椒，放入小白菜快速翻炒。

3 至八成熟时调入盐、味精炒匀，淋入芝麻油，出锅装盘即可。

青椒

维生素C含量　0.062克/100克
碘含量　9.6微克/100克

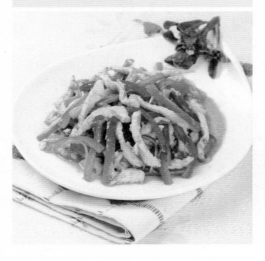

青椒炒鸡丝

原料 鸡胸肉150克，青椒丝55克，红椒丝25克，蒜末少许，盐2克，鸡粉3克，豆瓣酱、料酒、水淀粉各适量，食用油适量

制作

1 将鸡胸肉洗净，切丝，加盐、鸡粉、水淀粉、食用油腌渍。

2 红椒丝、青椒丝入沸水锅中焯水，捞出，沥干，装盘。

3 用油起锅，放入蒜末爆香，倒入鸡肉丝炒散，至其变色，放入青椒、红椒炒匀，加豆瓣酱、盐、鸡粉、料酒炒匀即可。

慢性纤维性甲状腺炎
患者禁食食物

薯条

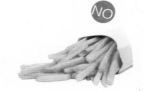

不宜吃的原因：

薯条是一种油煎食物，质地较硬，不容易咀嚼，影响了其在胃和小肠中的消化，进而影响到胃液的分泌。慢性纤维性甲状腺炎患者禁食炸薯条，可以避免影响呼吸道功能，亦可适当减轻患者的病情，加快患者疾病的治疗与恢复。

榴莲

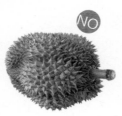

不宜吃的原因：

多食榴莲容易导致热气上火、肝火虚旺的症状。建议慢性纤维性甲状腺炎患者不要多食榴莲，否则将会影响呼吸道呼吸的运行，诱发甲状腺功能亢进症，进而加重其自身病情，对患者疾病的治疗不利。

荔枝

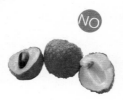

不宜吃的原因：

荔枝味甘、酸，性温。荔枝火气很大，大量食用鲜荔枝，会导致人体血糖下降、口渴、出汗、头晕、腹泻，甚至出现昏迷和循环衰竭等症状，进而影响到呼吸道与神经系统，导致患者病情更为严重，对患者产生非常不利的影响。

芒果

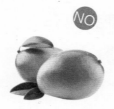

不宜吃的原因：
芒果味甘、酸，性凉，是一种湿热的食物。患者食用芒果之后，会影响呼吸道呼吸的运行，让患者感觉喉咙不舒适，且容易出现出汗、心悸、乏力等症状，还会造成加重患者病情的结果，不利于患者对疾病的治疗。

韭菜

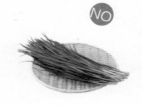

不宜吃的原因：
韭菜味甘，性辛，是带有刺激性的食物，进入人体后容易刺激肠道，食用不恰当，还会引发胃肠道疾病，导致胃肠功能紊乱。慢性纤维性甲状腺炎患者如果长期食用韭菜，不仅容易刺激肠道，还会加重病情的进一步恶化，耽误病情的恢复，不利于身体的康复。

牡蛎

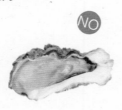

不宜吃的原因：
慢性纤维性甲状腺炎患者过量食用牡蛎后，会影响肠胃的运动消化功能，导致食物积滞，难以消化吸收，且还可能引发皮疹。因此，该病患者应尽量避免食用牡蛎，以免造成病情严重恶化。

居家中医疗法

薏米半夏饮

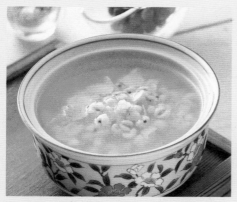

【调理功效】此饮品解表祛邪、散寒止痛、祛风退热，能起到解忧除烦、平定心气的效果。

【准备材料】薏米25克，半夏15克，百合10克，冰糖少许

【制作方法】

1 将半夏、薏米、百合洗净。

2 锅中注入清水1000毫升，加入半夏、薏米、百合，煮至薏米熟烂。

3 最后加入冰糖，再稍煮片刻即可关火。

【具体用法】

每日1次，适量服用即可。

TIPS: 脾虚无湿、大便燥结及孕妇慎服本品。

香附丹参茶

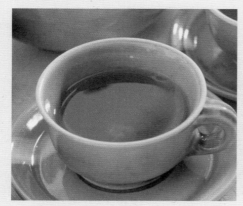

【调理功效】本品具有养心活血、滋阴补心、镇心安神的功效，适合慢性纤维性甲状腺炎患者食用。

【准备材料】香附10克，丹参、柏子仁各8克

【制作方法】

1 将香附、丹参、柏子仁洗净，研磨成粉末状，备用。

2 在锅中加入大约1500毫升水，用大火将水煮沸。

3 将所有备用的药材加入锅中，并用小火煮20分钟即可。

【具体用法】

代茶饮用，每日1次。

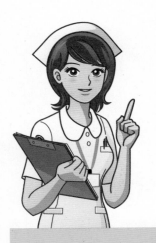

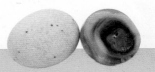

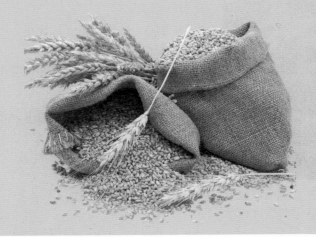

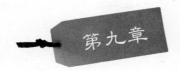
第九章

急性甲状腺炎

急性甲状腺炎对人体常见的危害是呼吸道感染，随着甲状腺激素释放量过多，还会引起甲状腺功能亢进。本章主要介绍急性甲状腺炎的症状、病因、危害、宜食食物、忌食食物、居家中医疗法，让患者和家属能够全面了解这种疾病，从而更好地护理和治疗疾病。

急性甲状腺炎

急性甲状腺炎是由细菌或真菌感染引起的，是细菌或真菌经血液循环、淋巴道或邻近化脓病变蔓延侵犯甲状腺引起急性化脓性炎症，使甲状腺组织发生变形、渗出、坏死等。

症状

急性甲状腺炎一般发病比较紧急，主要有两个方面的症状，即上呼吸道感染和甲状腺腺体发生变化。

1.上呼吸道感染

这是我们平常最常见的感染性疾病，此类型患者往往会出现高热、鼻塞、头痛、多汗、全身酸痛、疲惫无力等全身不适的症状，有些患者甚至会出现声音嘶哑、呼吸短促、吞咽困难等症状。

2.甲状腺腺体发生变化

患者体温达到38℃以上，颈前会发生肿痛，甲状腺部位出现局部肿块，触摸时会有疼痛感，局部还会出现皮肤发红、发热的症状。吞咽时，甲状腺的疼痛会加剧，有时会向脸部两颊、耳朵两边发散，化脓后会胀痛，且邻近的器官或者组织都会受到影响。

病因

急性甲状腺炎大都是由细菌或真菌感染所引起的，常见的病原菌有葡萄球菌、链球菌及肺炎球菌等，这些细菌可以经过血道、淋巴道或邻近组织器官感染蔓延进入到甲状腺。另一种可能的原因是由邻近化脓性病灶蔓延继发感染。除此之外，还有一些是先天性畸形的，如梨状窝瘘和舌骨管残留，这种在儿童中病发较为常见，并且容易反复发作。

危害　急性甲状腺炎对人体常见的危害是呼吸道感染，随着甲状腺激素释放量过多，还会引起甲状腺功能亢进。另外，还会引起脓肿压迫症以及感染局部蔓延，急性甲状腺炎复发，感染全身扩散现象。

1.对呼吸道感染的危害

急性甲状腺炎可引起呼吸道感染，进而影响通气和换气的功能，严重的话还会引发其他器官功能异常。如果上呼吸道受到感染，就能很快自愈，而下呼吸道感染就容易引起肺炎。呼吸道受到感染往往有咽痛、感冒发热、鼻塞、头痛、出汗、食欲减退、流涕、喷嚏、声音嘶哑等症状。

2.诱发其他并发症

甲状腺功能减退症：急性甲状腺炎患者在发病时，由于腺体组织坏死，脓肿形成，因此可引起甲状腺功能减退症。患者会因为感染而导致腺体受破坏，会表现出心悸、失眠、出汗怕热、进食增多、体重下降等症状，还伴有突眼、眼睑水肿、视力减退、疲乏无力、情绪激动、性情急躁、注意力不集中、手舌颤抖、甲状腺肿大的现象。

脓肿压迫症：甲状腺形态大多呈弥漫性增大、质地较硬，伴有局部疼痛，并常向耳后、头后顶部放射，全身有畏寒发热的感觉。甲状腺随着吞咽动作会上下移动，可造成一些压迫的症状，如疼痛、吞咽困难、呼吸困难、声音沙哑等。甲状腺脓肿压迫神经和气管还可出现声带麻痹、气管阻塞、局部交感神经功能紊乱等表现。

感染局部蔓延：甲状腺脓肿破裂会向周围细胞组织以及器官（如前纵隔气管及食管）扩散蔓延开来，可导致颈内静脉血栓的形成和气管穿孔。

感染全身扩散：急性甲状腺炎感染后经血路达到全身扩散蔓延，可引起肺炎、心包炎、脓毒血症等。如果延误治疗，严重者可致死亡。

急性甲状腺炎复发：在复发性急性甲状腺炎中，80的原因是梨状窦-甲状腺瘘的持续存在，其中92微克/100克发生在甲状腺左叶，6微克/100克发生在右叶，2微克/100克为双侧甲状腺发生。

🍳 宜食高蛋白质、高碘食物

裙带菜

蛋白质含量　25克/100克
碘含量　15878微克/100克

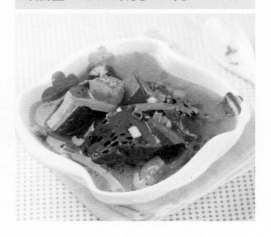

紫菜

蛋白质含量　28.2克/100克
碘含量　4323微克/100克

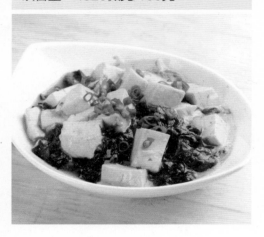

▌裙带菜鸭血汤

原料 鸭血180克，圣女果40克，裙带菜50克，姜末、葱花各少许，盐2克，胡椒粉少许，食用油适量

制作

1　圣女果洗净切块，裙带菜洗净切丝，鸭血洗净切块。

2　鸭血入沸水中余水，捞出沥干。

3　用油起锅，下姜末爆香，倒入圣女果块、裙带菜丝炒匀，煮至析出水分，注入适量清水、盐煮至汤汁沸腾，倒入鸭血块、胡椒粉煮熟透，装入碗中，撒上葱花即成。

▌红烧紫菜豆腐

原料 水发紫菜70克，豆腐200克，葱花少许，盐3克，生抽4毫升，水淀粉5克，鸡粉适量，食用油适量

制作

1　将豆腐洗净，切块，焯水。

2　用油起锅，倒入豆腐块略炒，加清水、洗好的紫菜，加盐、鸡粉、生抽炒匀。

3　再倒入水淀粉勾芡，翻炒入味后盛出装盘，撒葱花即可。

黑鱼

蛋白质含量　18.5克/100克
碘含量　6.5微克/100克

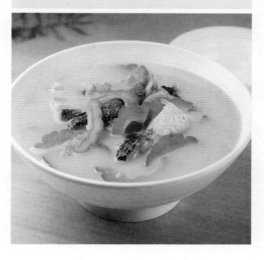

▋苦瓜黑鱼汤

原料 黑鱼500克，苦瓜120克，姜片少许，盐2克，鸡粉2克，料酒15毫升，食用油适量

制作

1　苦瓜洗净去籽，切片；处理好的黑鱼斩小块。

2　锅中注油烧热，放入姜片、鱼块煎出焦香味，加入料酒、开水、盐、鸡粉搅匀调味，撇去汤中浮沫，加盖煮2分钟，至鱼肉熟透，入切好的苦瓜搅匀，煮沸。

3　煮好的汤料盛出，装入碗中即可。

鳝鱼

蛋白质含量　18克/100克
碘含量　13.9微克/100克

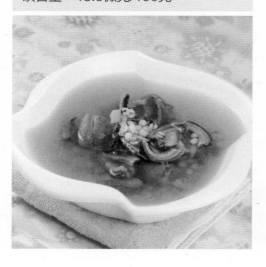

▋薏米鳝鱼汤

原料 鳝鱼120克，水发薏米65克，姜片少许，盐3克，鸡粉3克，料酒3毫升

制作

1　薏米洗净；将处理干净的鳝鱼切成小块，加少许盐、少许鸡粉、料酒抓匀，腌渍10分钟。

2　汤锅中注入适量清水，烧开，放入薏米搅匀，小火煮至薏米熟软，放入鳝鱼块搅匀，加入少许姜片，小火煮15分钟至食材熟烂；揭盖，放入盐、鸡粉拌匀调味，将煮好的汤盛出，装入碗中即可。

海参

蛋白质含量　16.5克/100克
碘含量　923微克/100克

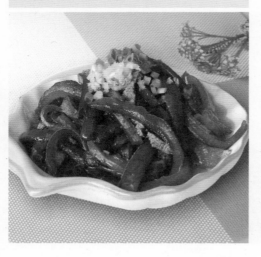

▎醋拌海参

原料 海参300克，盐3克，醋15毫升，老抽10毫升，蒜适量，葱少许

制作

1　海参洗净，切条；蒜洗净，切成蒜蓉；葱洗净，切花。

2　锅内注水烧沸，放入海参条汆熟后，捞出晾干并装入盘中。

3　加盐、醋、老抽充分拌匀后，撒上蒜蓉、葱花即可。

羊肉

蛋白质含量　19克/100克
碘含量　7.7微克/100克

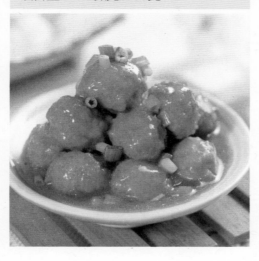

▎糖醋羊肉丸子

原料 羊腿肉300克，鸡蛋、羊肉汤、葱花、马蹄各适量，料酒、酱油、醋各25毫升，盐1克，白糖50克，水淀粉、面粉各适量，食用油适量

制作

1　羊腿肉洗净剁碎；马蹄去皮切泥；鸡蛋打散，加羊腿肉、马蹄、面粉、盐、料酒、酱油拌匀。

2　将拌匀的羊腿肉做成丸子，下油锅炸至金黄色；将酱油、料酒、白糖、水淀粉、羊肉汤兑汁，倒入锅中搅拌至起泡后，倒入羊肉丸，加醋，撒上葱花即可。

鸭蛋

蛋白质含量　12.6克/100克
碘含量　5微克/100克

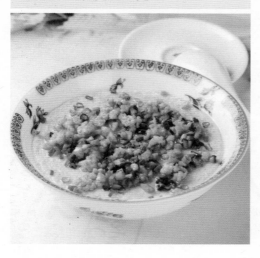

鸡蛋

蛋白质含量　13.3克/100克
碘含量　27.2微克/100克

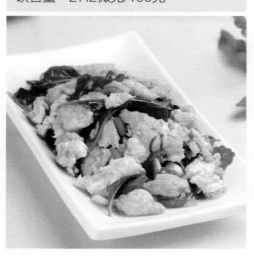

香菇肉末蒸鸭蛋

原料香菇45克，鸭蛋2个，肉末200克，葱花少许，盐3克，生抽少许，食用油适量，鸡粉适量

制作

1　洗好的香菇切粒；鸭蛋打入碗中搅散，加少许盐、温水拌匀。

2　用油起锅，入肉末炒至变色，入香菇粒炒匀，放少许生抽、盐、鸡粉炒匀调味。

3　蛋液放入烧开的蒸锅中，小火蒸10分钟至蛋液凝固，把香菇肉末放在蛋羹上，小火蒸2分钟至熟，取出，放入葱花，浇上少许熟油即成。

枸杞叶炒鸡蛋

原料枸杞叶70克，鸡蛋2个，枸杞10克，盐2克，鸡粉2克，水淀粉4克，食用油适量

制作

1　将鸡蛋打入碗中，放盐、鸡粉调匀；枸杞叶、枸杞分别洗净。

2　锅中注油烧热，倒入蛋液炒熟，盛出。

3　锅底留油，倒入枸杞叶、枸杞炒熟软，放入鸡蛋炒匀，加入适量盐、鸡粉、水淀炒匀，盛出装盘即可。

宜食高纤维素、高碘食物

芸豆

纤维素含量　10.05克/100克
碘含量　4.7微克/100克

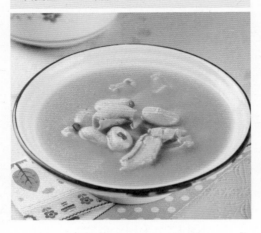

菠菜

纤维素含量　3.5克/100克
碘含量　24微克/100克

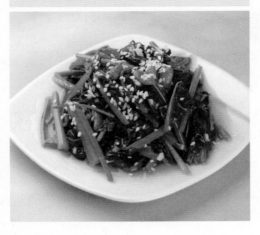

▌胡椒猪肚芸豆

原料 猪肚200克，水发芸豆100克，黑胡椒粒15克，姜片、葱花各少许，盐3克，料酒8毫升，生粉、白醋各适量

制作

1　将猪肚处理干净，加适量白醋、盐、生粉抓匀，洗净后切块。

2　锅中注水烧开，倒入猪肚，放入少许料酒，煮至断生后捞出。

3　锅中加水烧开，入猪肚、姜片和芸豆，加入黑胡椒粒和料酒，转小火炖1小时，至猪肚熟透，加盐调味后装碗，撒葱花即可。

▌芝麻拌菠菜

原料 菠菜200克，熟白芝麻8克，枸杞10克，蒜末少许，盐3克，白糖2克，陈醋6毫升，食用油适量

制作

1　菠菜洗净切段，枸杞洗净。

2　锅中注水烧开，放入盐、食用油、菠菜拌匀，煮至其熟软，捞出沥干；枸杞略煮，捞出沥干。

3　枸杞和菠菜装入碗中，放入蒜末、盐、白糖、陈醋拌匀调味，盛出装盘，撒上熟白芝麻即可。

榴莲

纤维素含量　1.7克/100克
碘含量　5.6微克/100克

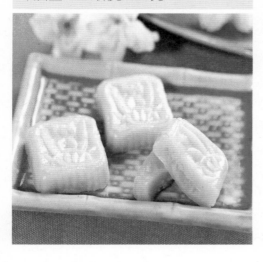

▌榴莲饼

原料 榴莲肉30克，面团100克，白糖10克

制作

1　榴莲肉用勺子捣烂，放入碗中，调入白糖，拌匀。

2　面团揉匀，切成25克一个的小剂子，用手捏好，使中间呈窝状；用勺子舀20克馅料，放入面窝中央；将馅料包入面皮中间，放入饼模中，用手按平。

3　将饼模口朝下，倒出饼坯，放入蒸笼中蒸7分钟，取出即可。

小白菜

纤维素含量　1.1克/100克
碘含量　10微克/100克

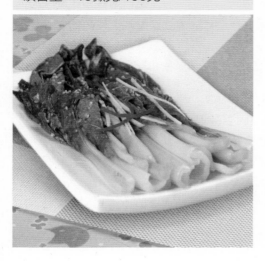

▌芝麻炒小白菜

原料 小白菜500克，白芝麻15克，姜丝10克，盐3克，食用油适量

制作

1　将白芝麻洗净、沥干放到锅里，锅热了转小火，不断地炒芝麻，等到它的香味出来时盛盘。

2　小白菜清洗干净，锅加油烧热，放姜丝炝锅，再放入小白菜，猛火快炒，然后放盐调味，等菜熟时把刚才准备好的白芝麻放进去，再翻炒两下即可出锅。

急性甲状腺炎
患者禁食食物

韭菜

不宜吃的原因：

韭菜味甘、辛，属于刺激性食物，对人的肠道有很大的刺激作用，而且容易引发胃肠道疾病，如胃炎、肠炎，引起胃肠功能紊乱、便秘等不适症状。另外，急性甲状腺炎患者食用韭菜，不仅刺激肠道，而且还会加重病情的进一步恶化，不利于患者身体的恢复。

胡萝卜

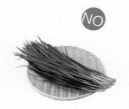

不宜吃的原因：

胡萝卜属半耐寒性蔬菜，在民间也被称为"小人参"。虽然胡萝卜的营养价值丰富，却不适合急性甲状腺炎患者食用。因为胡萝卜中含有硫脲类的物质，此类型的物质可以引起甲状腺发生一些变化，导致甲状腺肿的后果，还会伴随着皮肤发红、发热的表现。

卷心菜

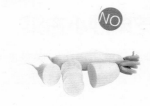

不宜吃的原因：

卷心菜和其他芥属蔬菜一样，都是含有少量的致甲状腺肿的物质，如有机氰化物。长期大量食用卷心菜可以影响碘化物的氧化，干扰甲状腺对碘的利用，使甲状腺激素的合成受到影响。当机体发生代偿反应时，就会使甲状腺肿大，继而形成甲状腺肿。

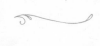
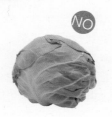

奶油

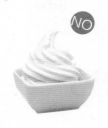

不宜吃的原因：

奶油是由未均质化之前的生牛乳顶层的牛奶脂肪含量较高的一层制得的乳制品，含有大量的脂肪成分，相当油腻。急性甲状腺炎患者不宜食用油腻的食物，否则容易发脾气、愤怒以及焦虑，从而使人情绪不稳定，这对患者的病情有不利的作用。

大豆

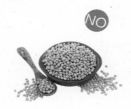

不宜吃的原因：

大豆含有某些对甲状腺有危害的物质，经常食用大豆不仅妨碍肠道内甲状腺激素的重吸收，而且还使甲状腺激素在粪便中丢失增多，继而引起甲状腺激素的不足。曾经有人发现婴儿在被喂大豆类食物时出现过甲状腺肿大的现象，除去食物中大豆的成分后，甲状腺肿大就自行消退了。

豌豆

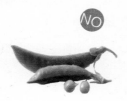

不宜吃的原因：

豌豆中含有可能产生一种 5-乙烯-2-硫氧氮五环的物质，而这种物质可致甲状腺肿大，进而压迫到气管和食管，让人吞咽困难。另外，进食豌豆极有可能诱发甲状腺功能减退症，导致急性甲状腺炎疾病的加重，影响患者病情的治疗与恢复。

🍳 居家中医疗法

葛根粉核桃芝麻糊

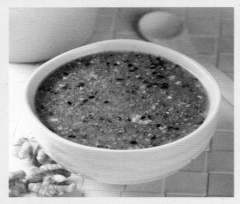

【调理功效】本品非常适合心悸、心慌的急性甲状腺炎患者食用。

【准备材料】黑芝麻40克，核桃仁45克，葛根粉20克，白糖适量

【制作方法】

1　黑芝麻、核桃仁洗净；葛根粉装碟，加少许清水调匀；用榨汁机把黑芝麻、核桃仁磨成细粉。

2　炒锅烧热，倒入黑芝麻、核桃仁，用中火炒干水分，盛出。

3　锅中注水烧开，入芝麻核桃粉、白糖拌匀，煮溶，入葛根粉煮至糊状。

【具体用法】

适量食用即可。

枇杷桑白茶

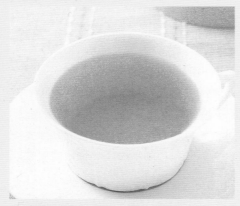

【调理功效】此茶可用于缓解急性甲状腺炎导致的颈部肿大、呼吸道感染等。

【准备材料】枇杷叶10克，桑白皮15克，葶苈子、瓜蒌各10克，梅子醋30毫升

【制作方法】

1　把枇杷叶、桑白皮、葶苈子、瓜蒌洗净放锅里，加水600毫升煮沸。

2　用小火将600毫升水煮至300毫升。

3　取汁去渣，待冷却后加上梅子醋即可。

【具体用法】

经常适量食用即可。

TIPS: 枇杷一次不要食用太多，易上火。

决明子红枣枸杞茶

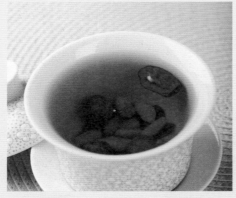

【准备材料】红枣15克，决明子6克，枸杞10克

【制作方法】

1 红枣、决明子、枸杞分别洗干净，备用。

2 砂锅中注入适量清水，大火烧开，倒入洗好的红枣、决明子、枸杞，用小火煮20分钟，至药材析出有效成分，把煮好的茶水盛出，装入杯中即可。

【具体用法】

每日1次，随意服用。

【调理功效】此茶有助于平缓性情急躁的急性甲状腺炎患者的情绪，有一定的辅助治疗作用。

柿叶清茶

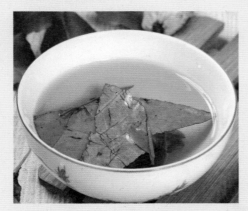

【准备材料】柿叶（以秋季自然脱落者为佳）10克，绿茶2克

【制作方法】

1 将柿叶用清水洗净，再捞出，沥干水分，备用。

2 将柿叶投入热水中浸烫，随即投入冷水中，取出晾干。

3 将柿叶和绿茶放入锅中，再倒入适量沸水进行煎煮至汁成即可。

【具体用法】

饭后代茶温饮，每日1剂。

TIPS: 便秘患者不宜服用。

【调理功效】本品对有头晕目眩、咽干口渴、脾胃虚弱等症状的急性甲状腺炎患者有较好的缓解作用。

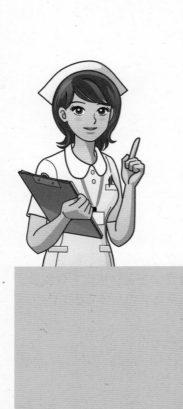
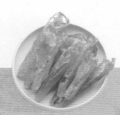
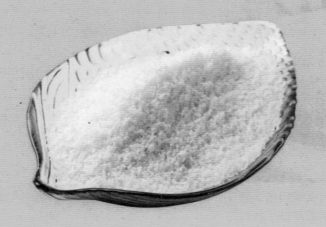

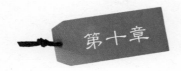

第十章

亚急性甲状腺炎

亚急性甲状腺炎是一种介于急性和慢性之间的甲状腺炎，又称为非感染性甲状腺炎。

本章主要介绍亚急性甲状腺炎的症状、病因、危害、宜食食物、忌食食物、居家中医疗法，让患者和家属能够全面了解这种疾病，从而更好地护理和治疗。

亚急性甲状腺炎

亚急性甲状腺炎是一种介于急性和慢性之间的甲状腺炎，又称为非感染性甲状腺炎。亚急性甲状腺炎临床变化复杂，易复发，因季节或病毒流行而有群体发病的特点。

症状

亚急性甲状腺炎病发多见于女性，起病可急、可缓，病程长短不一，可持续数周、数月，甚至可至1～2年。一般来说，此病病程为2~3个月，常有复发性，以甲状腺肿大、疼痛为主要特征。该病病发时，一般分为早期、中期和恢复期三个阶段。

1.早期

亚急性甲状腺炎在早期一般起病较为紧急，且会有上呼吸道感染的症状，常伴有寒战、怕冷、咽痛、流泪、味觉减退、呼吸不畅、声嘶畏寒、疲乏无力等表现。之后会出现较为特征性的现象，如甲状腺部位出现受到压迫的疼痛。甲状腺肿痛常先累及一叶后扩展到另一叶，并且向周围组织以及器官蔓延，疼痛扩散到脸部两颊、耳根以及颈部等地方，造成吞咽困难、呼吸阻塞。甲状腺腺体肿大，弥漫或不对称，质地坚硬，触痛明显，可伴有甲亢的常见表现，如心悸、怕热等。

2.中期

到了中期，由于甲状腺激素合成及分泌减少，或其生理效应不足，有时会发生甲状腺功能减退。甲减是机体代谢降低的一种疾病。此病临床上的大部分患者都很少出现甲减期，一般经历甲亢期后，由过渡期直接进入恢复期。

3.恢复期

等到亚急性甲状腺炎患者病症逐渐好转后，甲状腺肿和结节也会跟着逐渐消失，但也有不少患者体内会留有小结节。如果得到及时治疗的话，大部分的患者是可以完全恢复的，不过也有极少数人会变成永久性甲状腺功能减退者。

病因

　　一般认为可能与病毒感染有关，如腮腺炎病毒、柯萨奇病毒、腺病毒及流感病毒等。大多数患者血中有病毒抗体存在，最常见的抗体有柯萨奇病毒抗体、腺病毒抗体、流感病毒抗体以及腮腺炎病毒抗体。有些患者在亚急性甲状腺炎发病前常常有上呼吸道感染的病史。另外，中国人、日本人的亚急性甲状腺炎与$HLA-Bw35$有关，提示对病毒的易感染性具有遗传因素。

危害

　　亚急性甲状腺炎是甲状腺的常见疾病之一，病人常伴有前驱的上呼吸道感染、甲状腺功能亢进症，甚至喉咙部位还会遗留结节。

1.对上呼吸道感染的危害

　　上呼吸道感染又称普通感冒，它包括鼻腔、咽或喉部的急性炎症，是平常最常见的急性呼吸道感染性疾病。上呼吸道感染的常见症状有咽痛、流泪、味觉减退、呼吸不畅、鼻塞、头痛、出汗、食欲减退、声音嘶哑、周身乏力等，常常会引起感冒、病毒性咽炎、喉炎、咽结膜热、细菌性咽-扁桃体炎等疾病。

2.引发甲状腺功能亢进症

　　该病在早期可引发甲状腺功能亢进症。临床上患者的主要表现为：心悸、气短、怕热、多汗、食欲亢进、体重下降、颤抖、疲乏无力、情绪激动、性情急躁、失眠、思想不集中等症状。此病甚至可使女性月经失调、闭经、不孕不育，致使男性阳痿、性欲减退、精子数量减少等，还会有突眼的症状。

3.遗留结节

　　甲状腺结节是一种常见的病症，可分良性结节及恶性结节，一般良性结节占绝大多数。甲状腺结节可单发和多发，多发结节比单发结节的发病率高。人体内留有结节，不仅对自身的外貌形象有影响，造成眼突，眼皮闭不紧或双眼复视等眼睛病变，严重者最后还会失明，给人造成一定的心理上的阴影。

宜食高热量、低碘食物

小米

热量含量 1497.8千焦/100克
碘含量 3.7微克/100克

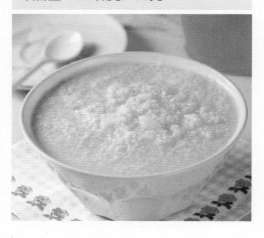

小米山药粥

原料 水发小米120克，山药95克，盐2克

制作

1 小米洗净，沥干水分，备用；洗净去皮的山药切成厚块，再切条，改切成丁。

2 砂锅中注入适量清水烧开，倒入小米、山药丁，拌匀，盖上盖，用小火煮30分钟至食材熟透。

3 揭开盖，放入适量盐，用勺搅拌片刻，使其入味即可。

荞麦

热量含量 324千焦/100克
碘含量 0微克/100克

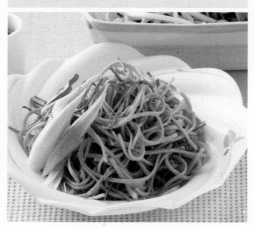

茗荷荞麦凉面

原料 荞麦面70克，茗荷、紫生菜各30克，青紫苏10克，金枪鱼风味酱油、白芝麻、柠檬汁各适量

制作

1 荞麦面煮熟，捞起泡入冰开水中，约1分钟后沥干水分，装盘。

2 茗荷剥开洗净，切片；紫生菜和青紫苏洗净，切丝，排于盘边；调味料混合放置在酱料碗内，与荞麦面以及材料搭配即可食用。

洋葱

热量含量　163.1千焦/100克
碘含量　1.2微克/100克

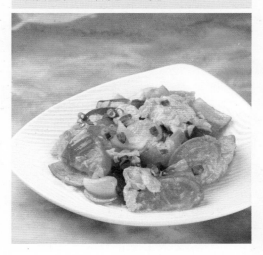

花生

热量含量　298千焦　/　100克
碘含量　2.7微克/100克

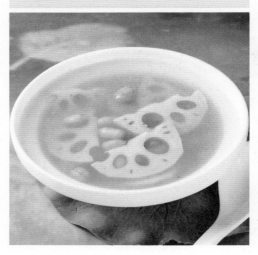

▌西红柿炒洋葱

原料 西红柿100克，洋葱40克，蒜末、葱段各少许，盐2克，鸡粉、水淀粉各适量，食用油适量

制作

1 西红柿洗净切块；去皮洗净的洋葱切片。

2 用油起锅，倒入蒜末爆香，放入洋葱片，炒出香味，倒入西红柿块，翻炒至其析出水分，加入少许盐、鸡粉，翻炒至食材断生，入少许水淀粉，翻炒至食材熟软，装盘，撒上葱段即成。

▌花生莲藕绿豆汤

原料 莲藕150克，水发花生60克，水发绿豆70克，冰糖25克

制作

1 将莲藕洗净去皮，对半切开，再切成薄片，备用。

2 砂锅中注入适量清水烧开，放入洗好的绿豆、花生，用小火煲煮约30分钟。

3 倒入切好的莲藕，用小火续煮15分钟至食材熟透。

4 放入冰糖，拌煮至溶化即可。

宜食高蛋白质、低碘食物

牛尾

蛋白质含量　15.2克/100克

碘含量　1.8微克/100克

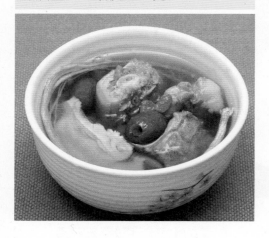

强筋党参牛尾汤

原料 牛尾1个，牛筋、黄芪各 100克，红枣50克，党参40克，当归、枸杞各30克，盐适量

制作

1　牛筋洗净余烫；牛尾洗净斩段；红枣、黄芪、党参、当归、枸杞洗净。

2　把所有材料入锅，加水直至盖过所有的材料。

3　用大火煮沸后，转小火煮2小时，最后加盐调味即可。

鲫鱼

蛋白质含量　17.1克/100克

碘含量　0微克/100克

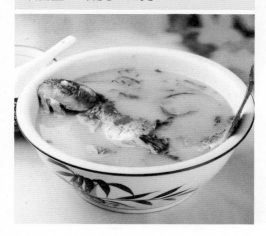

茼蒿鲫鱼汤

原料 鲫鱼肉400克，茼蒿90克，枸杞少许，盐3克，鸡粉2克，胡椒粉少许，料酒5毫升，食用油适量

制作

1　将茼蒿洗净，切段。

2　用油起锅，放入处理好的鲫鱼肉，用小火煎至两面焦香，淋料酒提味。注入适量清水，加盐、鸡粉，放入洗净的枸杞，大火煮5分钟至鱼肉熟软，再倒入茼蒿段，撒胡椒粉搅匀，煮至食材熟透即成。

🍳 宜食高糖类、低碘食物

燕麦

糖类含量　61.6克/100克
碘含量　0微克/100克

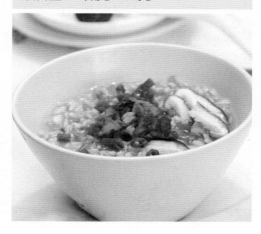

山楂

糖类含量　22克/100克
碘含量　0微克/100克

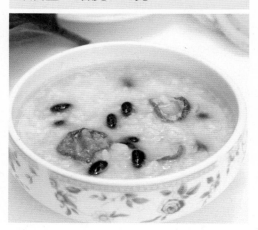

▍香菇燕麦粥

原料 香菇、白菜各适量，燕麦片约60克，盐2克，葱8克

制作

1　燕麦片泡发洗净；香菇洗净，切片；白菜洗净，切丝；葱洗净，切成葱花，备用。

2　锅置火上，倒入清水，放入燕麦片，以大火煮开。

3　加入香菇片、白菜丝同煮至浓稠状，调入盐拌匀，撒上葱花即可。

▍黑豆山楂米粥

原料 大米70克，山楂、黑豆各30克，白糖3克

制作

1　大米、黑豆均用清水洗净，泡发。

2　山楂洗净，切成薄片。

3　锅置火上，加入清水，放入大米、黑豆煮至米、豆均绽开。

4　加入山楂片同煮至浓稠状，调入白糖拌匀即可。

亚急性甲状腺炎
患者禁食食物

牛肉

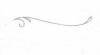

不宜吃的原因：

牛肉是燥热性的食物，食用后可致身体虚火旺盛、心烦气躁、失眠心悸等。亚急性甲状腺炎患者并发时常常伴有甲状腺功能亢进症，而燥热性食物对甲状腺功能亢进症非常不利，食用后患者更容易产生激动、暴躁发怒的行为，对患者的治疗不利。

海蜇

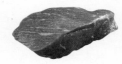

不宜吃的原因：

海蜇味甘、咸，性平，其营养价值丰富，且含碘量非常高。受亚急性甲状腺炎并发的甲状腺功能亢进症患者不宜食用含碘量高的食物。此外，过量摄入碘元素，还会加重患者的疾病，影响患者的康复治疗。除此之外，还很有可能引发其他甲状腺疾病。

海带

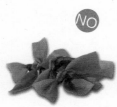

不宜吃的原因：

海带中含碘量非常高，亚急性甲状腺炎患者食用高碘的海带可诱发甲状腺功能亢进症，致其自身的保护机制失调，合成更多的甲状腺激素。海带不仅对患者的治疗起不到任何的帮助作用，反之还会让患者的病情进一步恶化。

生姜

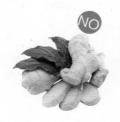

不宜吃的原因：

生姜味辛、性温，是辛辣的刺激性食物。食用生姜会刺激胃黏膜，引起血管运动中枢及交感神经的反射性兴奋，有可能诱发甲状腺功能亢进症。因此，亚急性甲状腺炎患者应尽量避免食用生姜，防止刺激到患者，加重病情的恶化，进而影响到患者的恢复。

咖啡

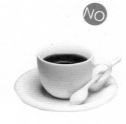

不宜喝的原因：

喝咖啡会刺激胃酸分泌，影响到人的中枢神经系统、心脏和呼吸系统。这种刺激性食物，不仅营养价值不高，而且还会造成钙质流失，影响到亚急性甲状腺炎患者对所需蛋白质营养的吸收。因此，建议该病患者不要饮用咖啡，以免受到刺激，加重病情，导致疾病复发。

浓茶

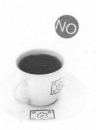

不宜喝的原因：

饮用浓茶后会稀释胃液，降低胃液的浓度，使胃液不能正常消化食物，从而产生消化不良、腹胀、腹痛、神经衰弱等，导致患者病情加重，不利于亚急性甲状腺炎的治愈。当亚急性甲状腺炎并发甲状腺功能亢进症时，饮用浓茶更是等于"雪上加霜"，会使患者疾病进一步恶化。

居家中医疗法

百合菊花茶

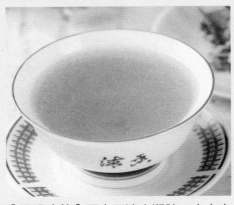

【调理功效】百合可清火润肺、宁心安神，对热病后余热未清、虚烦、惊悸的亚甲状腺炎患者有辅助治疗作用。

【准备材料】菊花3朵，干百合2朵，冰糖适量

【制作方法】

1 把菊花、百合分别清洗干净，备用。

2 然后将菊花、百合和冰糖一起放入容器内，大火煮至5分钟，去渣取茶即可。

【具体用法】

早晚各1次，随量食用。

TIPS: 风寒咳嗽、虚寒出血、脾胃虚寒者忌饮用。

罗汉果杏仁猪肺饮

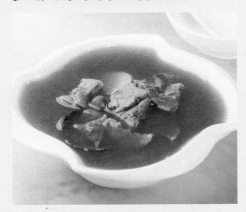

【调理功效】此饮有减轻亚急性甲状腺炎患者咽喉肿痛、心烦易怒症状之效。

【准备材料】猪肺1个，罗汉果1个，甜杏仁15克，百合15克，盐少量

【制作方法】

1 冲干净猪肺里的血水，切块后再冲洗2次，然后放入锅内煮出浮沫，沥干水后放在盘子里待用；罗汉果、甜杏仁和百合洗净。

2 锅内加水，将罗汉果敲碎，与杏仁、百合一起入锅，再放入猪肺煲1个小时。加入少量的食盐调味即可。

【具体用法】

三日1次。

苏子牛蒡子茶

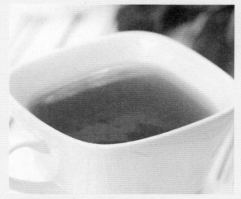

【调理功效】本品具有降气化痰、滋阴止咳的功效，对伴有甲状腺肿的亚急性甲状腺炎患者有益。

【准备材料】苏子10克，牛蒡子10克，枸杞5克，绿茶20克，冰糖适量

【制作方法】

1 将枸杞、苏子、牛蒡子分别洗净，备用。

2 将枸杞与苏子、牛蒡子一起放入锅中，加500毫升水，大火烧开后，改用小火煮至沸腾。

3 倒入杯中后，再加入冰糖、绿茶汁搅匀即可饮用。

【具体用法】

每日1次，随量服。

TIPS: 气虚、大便溏泄者不宜服用。

玉竹麦门冬雪梨饮

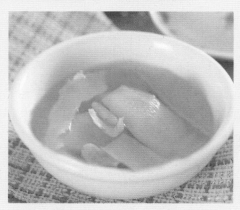

【调理功效】本品能清热润肺、止咳化痰，适用于肺燥咳嗽、心力衰竭。

【准备材料】雪梨2个，玉竹、麦门冬、百合各8克，冰糖25克

【制作方法】

1 雪梨削皮，每个切成4块，去心。

2 玉竹、麦门冬、百合用温水浸透，淘洗干净。

3 将以上原料倒进炖盅内，加入冰糖，加盖，隔水炖之，待锅内水开后，转用小火再炖1小时即可。

【具体用法】

早、中、晚均可适量饮。

TIPS: 脾胃虚寒、大便溏稀者不宜食用。

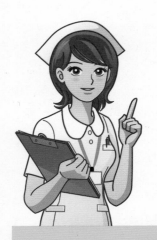

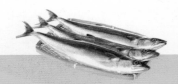

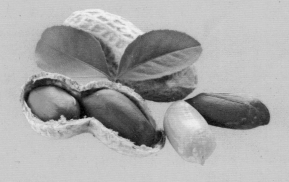

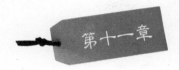

第十一章

产后甲状腺炎

产后甲状腺炎是指妇女在分娩后发生的甲状腺炎，又称安静性或无痛性甲状腺炎。本章主要介绍产后甲状腺炎的症状、病因、危害、宜食食物、忌食食物、居家中医疗法，让患者和家属能够全面了解这种疾病，从而更好地护理和治疗疾病。

产后甲状腺炎

产后甲状腺炎是指妇女在分娩后发生的甲状腺炎，又称安静性或无痛性甲状腺炎，是自身免疫性甲状腺炎的一个类型，为产后一年内出现一过性或永久性甲状腺功能异常。

症状

产后甲状腺炎一般发生在妇女分娩之后，常常表现出甲状腺肿，神经系统受到某些异常的影响，以及咽喉不适、吞咽困难、呼吸不顺畅等。具体的症状表现，可以概括为如下几点：

表现出甲状腺肿或轻度心悸、心慌、水肿、疲惫乏力、怕冷畏寒、体重下降、食欲减退、四肢无力等短暂性甲状腺功能减退的症状。

神经系统方面，表现出紧张焦虑、失眠、烦躁不安、多言好动、记忆力减退、紧张、精力不集中等症状。

甲状腺增生为轻度弥漫性肿大，质地均匀、吞咽运动时可上下移动。甲状腺往往随病程发展而逐渐增大，但很少压迫颈部出现呼吸和吞咽困难。

颈部的淋巴结一般不肿大，但少数病例也可伴有颈部淋巴结肿大，但质地较软。

病因

引起产后甲状腺炎的发病有自身免疫性、遗传性、摄入碘过量等原因、一般多认为是自身免疫性疾病，如外感风热、疫毒痢病、内伤七情所导致的。产后甲状腺的发病与HLA类型有关，如$TPOAb$阳性者与$HLA-DR5$、$HLA-DR3$、$HLA-DR4$有关，提示本病发病与遗传的关系。

危害

产后甲状腺炎对产后妇女的危害不可忽视，往往表现为甲状腺功能减退，身体阴盛阳衰，神经系统受到影响，诱发甲状腺肿大等。

患者会出现气短、怕冷、水肿、胸闷、食欲不振、便秘、皮肤粗糙等症状。同时有四肢乏力麻木、关节僵硬、反应迟钝、记忆力下降、嗜睡、体重增加、腹胀、耳鸣等甲状腺功能减退症表现。

一般出现阴盛阳衰之症，如怕冷恶寒、神疲懒动、虚浮、发热、出汗、咽干疼痛、周身酸楚、怠倦乏力、气血阻滞不畅等症；还会因气郁化火、肝火上炎、肝阳上亢、心神抑郁、心悸、心烦、急躁易怒、肝失疏泄、冲任失调等导致女性月经不调，经量稀少等现象。

产后甲状腺炎患者常常表现出神经紧张、焦虑、失眠、烦躁不安、精神异常兴奋、记忆力减退、精神不集中、心情压抑、肌肉紧张性疼痛等现象，严重者甚至无法进行正常的生活和工作，对神经系统造成危害。

产后甲状腺炎患者因体内分泌过多的甲状腺激素，加上产后身体虚弱，往往会出现心悸气短、心动过速、第一心音亢进、心律失常、心脏增大和心力衰竭等心血管症状，对心血管系统造成危害。

产后甲状腺炎患者因其血液循环中的甲状腺激素分泌过多，经常表现出食欲增加、体重下降、神经质、心悸、乏力等甲状腺毒症的症状。如果甲状腺毒症发生超过2个月以上，产后甲状腺炎患者会出现较为明显的症状，可伴随有精神神经症状，如神经衰弱、紧张焦虑、焦躁易怒、失眠不安等。

宜食高蛋白质、高碘食物

黄鱼

蛋白质含量　17.9克/100克
碘含量　5.8微克/100克

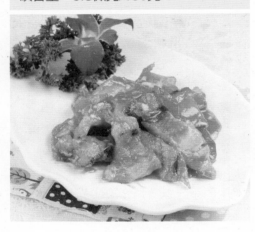

糖醋黄鱼

原料 黄鱼150克，红椒圈、蒜末、葱段各少许，番茄酱30克，盐3克，白糖、生粉、生抽、白醋、水淀粉各适量，食用油适量

制作

1　黄鱼收拾干净，斩块，入碗，加盐、生抽、生粉腌渍。

2　将鱼块放入油锅炸2分钟，捞出。用油起锅，入红椒圈、蒜末、葱段爆香，加水、白醋、番茄酱、白糖、水淀粉拌匀成汁，倒入鱼块，翻炒至鱼肉裹上味汁即成。

海藻

蛋白质含量　20.2克/100克
碘含量　24000微克/100克

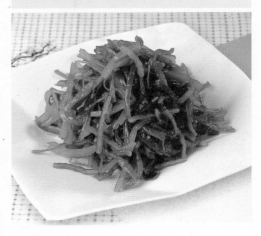

凉拌海藻丝

原料 海藻350克，红椒圈适量，盐、味精各3克，芝麻油适量

制作

1　将海藻洗净，切丝。

2　将海藻与适量的红椒圈（红椒圈的分量可按照个人口味调整）一同放入开水锅中，焯水后，捞出，沥干水分。

3　往海藻中调入盐、味精拌匀，再淋入适量芝麻油即可。

芸豆

蛋白质含量　23.4克/100克
碘含量　4.7微克/100克

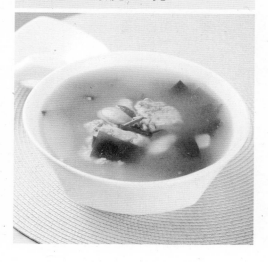

▍芸豆海带炖排骨

原料 排骨段400克，水发芸豆100克，海带100克，枸杞15克，姜片少许，盐3克，料酒5毫升

制作

1　海带洗净切块；排骨段、芸豆、枸杞洗净。

2　锅中注水烧开，倒入排骨段，氽去血水，捞出沥干。

3　砂锅中注水烧开，倒入排骨段、姜片、芸豆、海带、料酒拌匀，小火炖40分钟，撒上枸杞拌匀，炖至食材熟透，加少许盐即成。

豆腐干

蛋白质含量　46.2克/100克
碘含量　16.2微克/100克

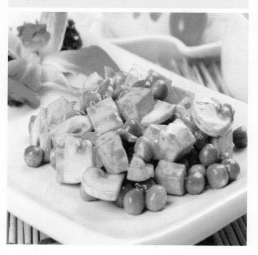

▍豌豆炒豆干

原料 豆干200克，豌豆150克，盐3克，味精1克，生抽5毫升，水淀粉适量，食用油适量

制作

1　豆干洗净，沥干切丁；豌豆洗净，入沸水中氽至断生，捞出沥干。

2　锅中注油烧热，下豆干和豌豆，调入生抽炒至熟。

3　加盐和味精调味，用水淀粉勾芡，炒匀即可。

牛肉

蛋白质含量　19.9克/100克

碘含量　24.5微克/100克

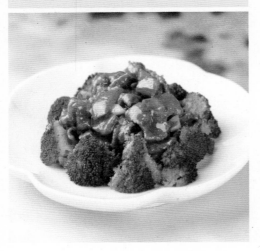

虾皮

蛋白质含量　30.7克/100克

碘含量　264.5微克/100克

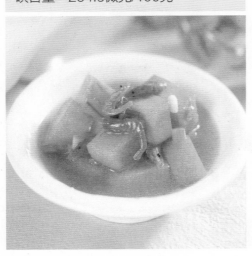

▍西蓝花炒牛肉

原料 西蓝花300克，牛肉200克，彩椒40克，姜片、蒜末、葱段各少许，盐4克，蚝油、水淀粉、料酒各适量，食用油适量

制作

1 西蓝花洗净，切小块，氽熟，捞出；彩椒洗净去籽，切小块；牛肉洗净，切片，入蚝油、盐、水淀粉腌渍。

2 用油起锅，放入姜片、蒜末、葱段、彩椒翻炒，入牛肉片翻炒，加适量料酒炒匀，倒入少许水淀粉，快速翻炒均匀，把炒好的牛肉片盛出，放在西蓝花上即可。

▍南瓜虾皮汤

原料 南瓜400克，虾皮20克，食用油、盐、葱花各适量

制作

1 将南瓜洗净，去皮、瓤，取肉，切块。

2 食用油爆锅后，再放入切好的南瓜块，稍翻炒几下。

3 加盐、葱花、虾皮，再炒片刻。

4 添水煮成汤即可。

紫菜

蛋白质含量 28.2克/100克

碘含量 4323微克/100克

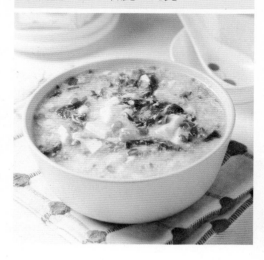

鹌鹑蛋

蛋白质含量 12.8克/100克

碘含量 37.5微克/100克

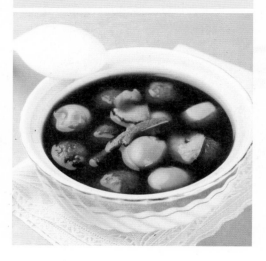

紫菜豆腐羹

原料 豆腐260克，西红柿65克，鸡蛋1个，水发紫菜200克，盐2克，水淀粉、食用油、芝麻油、葱花各适量

制作

1 将西红柿洗净，去皮切丁；豆腐洗净切方块；鸡蛋调匀成蛋液。

2 锅中加水烧开，倒食用油，放入西红柿丁和豆腐块略煮，加盐调味。

3 放入洗净的紫菜，用大火煮至全部食材熟透，倒入水淀粉勾芡；倒入蛋液，边倒边搅拌至蛋花成型，淋芝麻油，煮至食材入味，撒葱花即可。

人参鹌鹑蛋

原料 熟鹌鹑蛋240克，人参10克，黄精10克，陈皮8克，生抽6毫升，盐2克，鸡粉2克，食用油适量

制作

1 取一半鹌鹑蛋装入碗，放入适量生抽拌匀，腌渍片刻。

2 热锅注油烧热，放入鹌鹑蛋炸至金黄色，捞出，沥干。

3 砂锅中注水烧开，放入洗净的人参、黄精、陈皮、另一半鹌鹑蛋、炸好的鹌鹑蛋，加盖煮至药材析出有效成分，放入少许鸡粉、盐拌匀调味；盛出装入碗即可。

🍳 宜食高维生素、高碘食物

核桃

维生素E含量　0.043克/100克
碘含量　10.4微克/100克

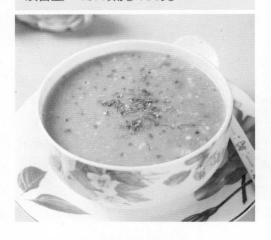

▌桂花核桃糊

原料 核桃仁35克，桂花10克，蜂蜜30克，水淀粉适量

制作

1　取木臼，放入洗净的核桃仁捣末，待用。

2　锅中加水烧开，撒上洗净的桂花，用大火煮出花香味，再放入核桃末煮沸。

3　加入少许蜂蜜，倒入适量水淀粉，搅拌均匀，煮至汤水浓稠即成。

菠菜

维生素C含量　0.032克/100克
碘含量　24微克/100克

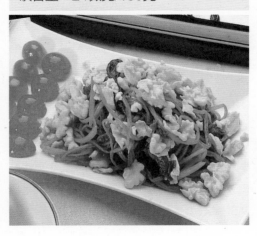

▌菠菜拌核桃

原料 菠菜400克，核桃仁150克，芝麻油20毫升，盐4克，鸡精1克，蚝油10克

制作

1　将菠菜洗净，焯水，装盘，待用。

2　将核桃仁洗净，入沸水锅中焯水至熟，捞出，倒在菠菜上。

3　用芝麻油、蚝油、盐和鸡精调成味汁，淋在菠菜核桃仁上，搅拌均匀即可。

黄豆

维生素E含量　0.019克/100克
碘含量　9.7微克/100克

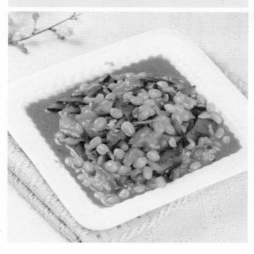

鸡肉

烟酸含量　0.006克/100克
碘含量　12.4微克/100克

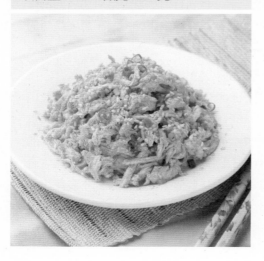

丝瓜焖黄豆

原料 丝瓜180克，水发黄豆100克，姜片、蒜末、葱段各少许，生抽4毫升，鸡粉2克，豆瓣酱7克，盐适量，食用油适量

制作

1　将丝瓜洗净去皮，斜切块；水发黄豆，入沸水中焯烫后捞出。

2　姜片、蒜末入油锅爆香，倒入黄豆炒匀，加水、生抽、盐、鸡粉，大火烧开后用小火焖15分钟至黄豆熟软。

3　倒入丝瓜炒匀，焖5分钟至食材熟透，放入葱段、豆瓣酱炒匀即成。

棒棒鸡

原料 鸡胸肉350克，熟芝麻15克，蒜末、葱花各少许，盐4克，料酒、芝麻油各10毫升，辣椒油、陈醋各5毫升

制作

1　锅中注入适量清水烧开，放入洗净的鸡胸肉，加盐，淋料酒，用小火煮15分钟至熟后捞出。

2　将鸡胸肉置于案板上敲打松散，用手撕成鸡丝后装碗，加蒜末、葱花、盐、辣椒油、陈醋、芝麻油拌匀，装盘，撒上熟芝麻和葱花即可。

产后甲状腺炎
患者禁食食物

鸭蛋

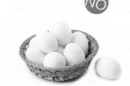

不宜吃的原因：

鸭蛋含有丰富的胆固醇物质，而且还是高脂肪食物，产后甲状腺炎患者并发甲减时血浆胆固醇排出缓慢，食用鸭蛋后会导致病情的加重，不利于自身病情的治疗，以及身体的恢复，有可能还会引发其他甲状腺疾病。

咖喱

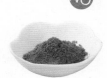

不宜吃的原因：

咖喱的主要成分是姜黄粉、川花椒、八角、胡椒、桂皮、丁香和芫荽子等含有辣味的香料。产后甲状腺炎患者不适宜食用这种辛辣的香料，因为咖喱会刺激交感神经，使神经系统处于一种兴奋的状态。这对患者的治疗会产生非常不好的效果，不利于患者病情的康复。

葵花子

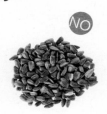

不宜吃的原因：

葵花子脂肪较高，虽然其营养成分也高，但对于产后甲状腺炎患者来说的没有多大良性作用。产后甲状腺炎患者不适合吃高脂肪的食物，因为高脂肪食物有抑制甲状腺素合成，导致甲状腺激素分泌减少的不良反应，因此，产后甲状腺炎患者应该禁食葵花子，特别是湿热体质、肝火上舌者。

花生仁

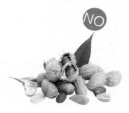

不宜吃的原因：

花生仁性平，味甘，含有大量的脂肪成分，是一种高脂肪食物。进食花生仁及其制品，有抑制甲状腺素合成的作用，导致甲状腺激素分泌减少，不仅不利于患者的治疗和恢复，反而还会导致并发甲状腺功能减退症，进而影响到对疾病的治疗。

香菜

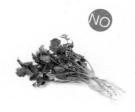

不宜吃的原因：

香菜，性温，味辛，是一种含强烈气味的辛辣刺激性食物。产后甲状腺炎患者应禁食香菜，以免造成对肠胃的刺激，引起肠胃不适。另外，产后甲状腺炎患者刚分娩完，身体本来就虚弱，食用香菜会耗气伤神，引发或者加重身体气虚，进而加重产后甲状腺炎症状。

白菜

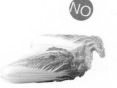

不宜吃的原因：

白菜中含有致甲状腺肿的某些物质，产后甲状腺炎患者长期大量食用白菜会影响碘化物的氧化，干扰甲状腺对碘的利用，使甲状腺激素的合成受到一定的影响。且在肌体发生代偿反应时，会引起甲状腺肿大，继而形成甲状腺肿，非常不利于患者的身心恢复。

居家中医疗法

当归补血茶

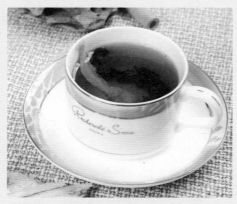

【准备材料】红茶2克，当归10~15克

【制作方法】

1　将当归洗净，备用。

2　将当归与红茶一同放入杯中，杯内加入适量沸水冲泡。

3　加上盖闷大约5分钟即可。

【具体用法】

代茶饮用，每日1剂。

【调理功效】这款茶适合气血虚弱、免疫力低的产后甲状腺炎患者饮用。

TIPS: 当归虽好，但容易上火，所以血虚的人不适合饮用。

桂圆酸枣仁红枣饮

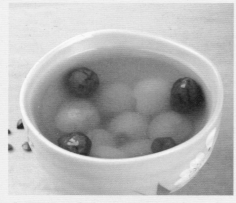

【准备材料】桂圆肉100克，红枣20克，酸枣仁10克，冰糖20克

【制作方法】

1　红枣、酸枣仁、桂圆肉分别洗净。

2　砂锅加水烧开，入红枣、酸枣仁、桂圆肉，小火煮15分钟，至药材析出有效成分，放入适量冰糖，搅匀，煮至冰糖完全溶化。

【具体用法】

每日1次。

【调理功效】此饮对失眠、心烦气躁的产后甲状腺炎患者有舒缓身心的作用。

TIPS: 凡有实邪郁火、滑泄症及大便溏薄者慎服。

黄芪红枣茶

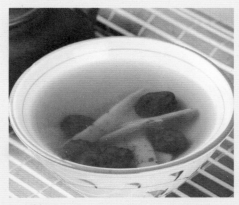

【调理功效】这款茶适合气血虚弱、免疫力低的产后甲状腺炎患者饮用。

【准备材料】黄芪3~5片，红枣3粒

【制作方法】

1 红枣洗干净后去核；黄芪洗干净。

2 黄芪与红枣一同放入容器，用清水浸泡20～30分钟。

3 待水煮开后，转小火煮20分钟即可。

【具体用法】

每天1或2次。

TIPS: 患有感冒、肺结核及热性体质等人群不适宜饮用。

小蓟生地黄饮

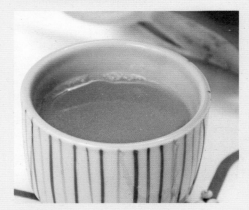

【调理功效】此饮对于患有水肿、胸闷的产后甲状腺炎患者有一定的疗效。

【准备材料】小蓟5克，生地黄10克，金银花10克

【制作方法】

1 将小蓟、生地黄、金银花分别洗净，再捞出，沥干水分，备用。

2 将小蓟、生地黄、金银花一起放进茶壶中，再倒入适量开水。

3 浸泡约20分钟后即可饮用。

【具体用法】

经常适量饮用即可。

TIPS: 小蓟性凉，脾胃虚寒而无瘀滞者忌服。

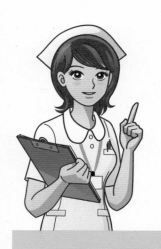
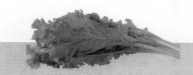
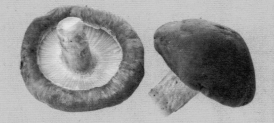

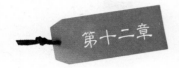

第十二章

甲状腺结节

本章主要介绍甲状腺结节的症状、病因、危害、宜食食物、忌食食物、居家中医疗法，让患者和家属能够全面了解这种疾病，从而更好地战胜疾病。

甲状腺结节

甲状腺结节是指在甲状腺内的肿块，可随吞咽动作随甲状腺而上下移动，是临床常见的病症。

症状

以甲状腺结节为主要临床表现的疾病有以下几种，具有不同的表现症状。

1.炎性结节

炎性结节可分为感染性和非感染性，前者主要是由于病毒感染引起的亚急性甲状腺炎，除了有甲状腺结节的症状之外，还伴有发热及甲状腺局部疼痛，结节大小视病变范围而定，结节的质地坚韧；后者主要是由于自身免疫性甲状腺炎引起的，中青年妇女比较常见，病人的自觉症状比较少，在检查时可扪及多个或单个结节，质地坚韧，少有压痛。甲状腺功能检查时显示甲状腺球蛋白抗体和甲状腺微粒体抗体常呈强阳性。

2.毒性结节性甲状腺肿

触诊时可触及一光滑的圆形或椭圆形结节，边界清楚，质地较硬，随吞咽上下活动，甲状腺部位无血管杂音。但是甲状腺功能检查显示血中甲状腺激素升高。功能自主性结节引起者，核素扫描可显示"热结节"。一般40~50岁的女性为多发人群，还可伴

有甲状腺功能亢进的症状和体征，但是症状一般较轻。

3.结节性甲状腺肿

临床的主要表现为甲状腺肿大，病人通常会伴有颈部前不适的感觉，触诊时可扪及大小不等的一个或多个结节，结节内可有出血、囊变和钙化。结节的质地大多数为中等坚硬度。中年女性是高发人群，少数病人仅能扪及单个结节，但在做甲状腺显像或手术时，常发现有多个结节。

4.甲状腺囊肿

大部分都是由甲状腺肿结节或腺瘤的退行性病变形成的。囊肿内会含有血液或微混液体，和周围边界清晰，质地比较坚硬，一般都没有压痛的症状，其中有少数病人是由先天的甲状腺舌骨囊肿或第四鳃裂的残余所致。

5.甲状腺肿瘤

甲状腺良性肿瘤、甲状腺癌、转移癌都会有甲状腺结节的出现，后两者为恶性，前者有演变为恶性的可能。

病因

甲状腺结节的病因比较复杂，普遍认为与接触放射线、自身免疫、遗传及摄碘有关。其中，电离照射接触史是甲状腺癌的一个重要致病因子，而甲亢患者也比较容易患甲状腺结节，并且容易恶化为甲状腺癌。此外，研究发现表明，严重碘缺乏也会引起甲状腺结节。

危害

甲状腺结节对人体的危害是表现在多方面的，会影响到患者正常的生活和工作。

1.对神经系统的危害

会心烦气促、失眠、暴躁易怒。

2.对呼吸系统的危害

吞咽困难、呼吸困难。

3.对运动系统的危害

轻度的肌肉软弱到重度的肌肉无力和肌肉萎缩。

4.对内分泌系统的危害

女性会出现月经失调、闭经，甚至性欲低下，不易怀孕；男性则会因为甲状腺结节而导致阳痿、早泄、性欲低下。

不用在乎食物碘含量，多食高蛋白质食物

鸡肉

蛋白质含量　19.3克/100克
碘含量　12.4微克/100克

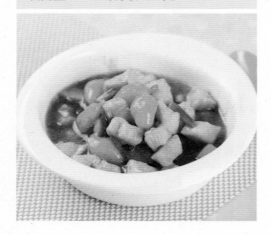

樱桃

蛋白质含量　0.01克/100克
碘含量　0微克/100克

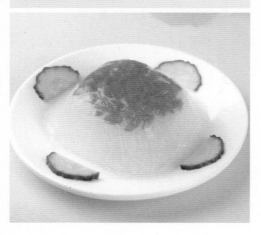

▌爽口鸡肉

原料 鸡胸肉70克，白果30克，菠菜15克，姜末、葱末各少许，盐3克，鸡粉2克，酱油、料酒各适量，水淀粉适量，食用油适量

制作

1 菠菜洗净，切段；鸡胸肉洗净，切丁，加盐、鸡粉、水淀粉腌渍；白果洗净，入锅余熟。

2 油锅烧热，入鸡丁翻炒，下入姜末、葱末和料酒、酱油，炒匀提鲜，入白果、盐、鸡粉炒匀。下入菠菜，炒匀，大火收浓汤汁即成。

▌樱桃果冻

原料 樱桃50克，水发琼脂500克，甜菊糖6克

制作

1 先将樱桃对半切开，切碎备用。

2 砂锅中注入适量的清水，用大火烧开，再放入甜菊糖，倒入琼脂，搅拌匀，煮至溶化。

3 放入切好的樱桃，略煮片刻。

4 把煮好的樱桃琼脂汁盛出，装入碗中，再放入冰箱中冷冻2小时，至完全凝固，即可取出食用。

黄花菜

蛋白质含量　19.4克/100克
碘含量　0微克/100克

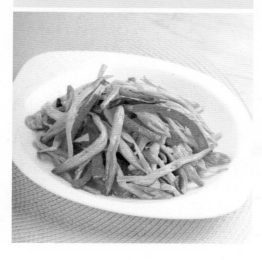

鹅肉

蛋白质含量　17.9克/100克
碘含量　0微克/100克

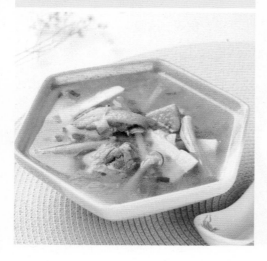

▌炒黄花菜

原料 水发黄花菜200克，西红柿70克，葱段适量，盐3克，鸡粉2克，料酒、水淀粉各适量，食用油适量

制作

1　西红柿洗净，切条；黄花菜去花蒂，洗净，氽水，捞出。

2　油锅烧热，倒入黄花菜和西红柿，淋入料酒，翻炒匀。

3　再加入适量的盐和鸡粉，翻炒。

4　入葱段，最后再淋入适量备好的水淀粉，快速翻炒均匀即可。

▌菌菇冬笋鹅肉汤

原料 鹅肉500克，茶树菇90克，蟹味菇、冬笋各80克，姜片、葱花各少许，盐2克，料酒、胡椒粉各适量

制作

1　茶树菇洗净，切段；蟹味菇洗净；冬笋去皮洗好，切片；鹅肉处理干净切块，加适量料酒氽水，捞出。

2　砂锅加水烧开，倒入鹅肉，入姜片、葱花，淋入适量料酒，炖至鹅肉熟，倒入茶树菇、蟹味菇、冬笋片，搅拌；小火再炖20分钟，至食材熟透，放入少许盐、胡椒粉即可。

荔枝

蛋白质含量　0.04克/100克
碘含量　1.1微克/100克

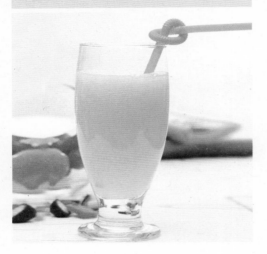

猪瘦肉

蛋白质含量　20.3克/100克
碘含量　1.7微克/100克

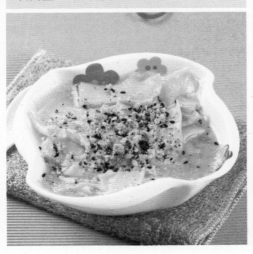

▌荔枝青苹果酸奶

原料 荔枝8个，青苹果100克，酸奶200克

制作

1 将荔枝去壳、核，取荔枝肉，洗净；青苹果去皮、核，洗净，切块。

2 将荔枝肉、青苹果肉放入榨汁机中，将其榨成汁，装入杯中，备用。

3 向榨好的果汁中倒入适量备好的酸奶，反复搅拌均匀即可。

4 也可以放入冰箱中稍冷藏再饮用，口感更佳。

▌碧绿带子肉

原料 西蓝花240克，带子肉200克，胡萝卜片、姜片、葱段各少许，盐3克，鸡粉3克，料酒10毫升，水淀粉5克，食用油适量

制作

1 将西蓝花洗净，切小朵，焯水；带子肉洗净，切小块，加盐、鸡粉、水淀粉拌匀后，腌渍10分钟至其入味。

2 用油起锅，放入胡萝卜片、姜片、葱段爆香，倒入带子肉炒匀，淋料酒，加盐、鸡粉调味。

3 倒入适量水淀粉翻炒片刻，将炒好的带子肉盛放在西蓝花上。

🍴 不用在乎食物碘含量，多食高维生素 C 食物

黄瓜

维生素C含量　0.09克/100克
碘含量　0.2微克/100克

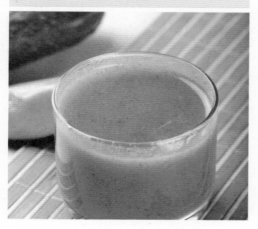

▍人参果黄瓜汁

原料人参果100克，黄瓜120克

制作

1 黄瓜洗净，对半切开，再切成丁，备用。

2 将人参果切开，去皮，洗净，切成小块，备用。

3 取榨汁机，将切好的人参果和黄瓜丁一起放入榨汁机中。

4 往榨汁机中加入适量的矿泉水，榨成汁即成。

南瓜

维生素C含量　0.08克/100克
碘含量　0微克/100克

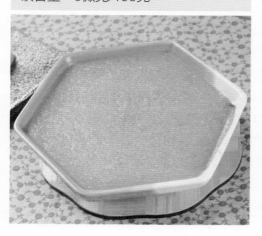

▍南瓜碎米粥

原料南瓜200克，大米65克，盐少许

制作

1 南瓜去皮洗净，切小块，放入榨汁机中榨成汁；将大米洗净，沥干水分，磨成米碎，备用。

2 锅置于火上，倒入南瓜汁，大火煮沸，倒入磨好的米碎，用勺子持续搅拌约2分钟，煮成稠糊。

3 放入少许盐，继续用锅勺搅拌匀，使其入味即可。

甲状腺结节
患者禁食食物

肥肉

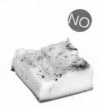

不宜吃的原因：

我们所说的肥肉通常指的是肥猪肉，其脂肪的含量极高，摄入肥肉会影响其他营养物质的摄入，从而影响身体的恢复，对于身体虚弱、抗病能力较差、需要补充营养的甲状腺结节患者来说，尤其不适合食用肥肉，以免影响病情恢复。

煎饼

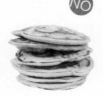

不宜吃的原因：

甲状腺结节本身对呼吸系统会造成一定的危害，比如引起吞咽困难、呼吸困难等。而煎饼属于油腻而且过硬的食品，在食用时会对甲状腺结节患者的咽喉造成一定的摩擦而引起损伤。

醋

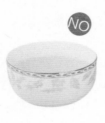

不宜喝的原因：

醋酸能够改变人体局部环境的酸碱度，从而使某些药物不能发挥作用或者使药物的作用减弱。甲状腺结节患者如果在治疗期间常常食用醋会对身体不利。此外，醋中含有大量的有机酸，可促使胃的腺体分泌大量的胃酸，使胃酸增多，从而会加重甲状腺结节的病情。

白酒

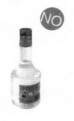

不宜喝的原因：

甲状腺结节患者常常会伴有心烦气促、失眠多梦、暴躁易怒的症状表现，而白酒中含有酒精，酒精可使神经系统长时间处于兴奋状态，从而加剧甲状腺结节患者的症状。而且，《本草纲目》记载曰："烧酒，纯阳毒物，与火同性。"可见，白酒性烈之程度，甲状腺结节患者不宜食用刺激性的食物，所以不宜饮用白酒。

辣椒

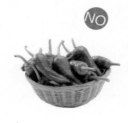

不宜吃的原因：

辣椒属于性大热的食物，食用后可助热上火，炎性结节的甲状腺疾病患者尤其不宜食用，否则可加重其吞咽困难等症状。此外，辣椒中含有辣椒素，具有强烈的刺激性，它会刺激交感神经，使神经系统处于兴奋状态，这无疑加重了甲状腺结节患者的病情。

酸菜

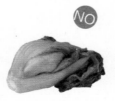

不宜吃的原因：

酸菜在腌渍的过程中，维生素C被大量破坏，长期食用容易造成营养失衡，不利于甲状腺结节患者的身体健康。此外，酸菜中含有较多的亚硝酸盐，食用过多会引起头痛、恶心、呕吐等中毒症状，严重者还可能致死，甲状腺结节患者应该禁食。

居家中医疗法

桂枝柴胡姜茶

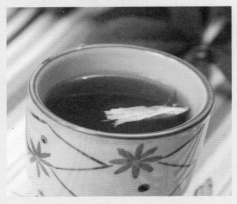

【调理功效】此茶具有软坚散结的功效，对于甲状腺结节具有消肿、化痰等功效。

【准备材料】柴胡、桂枝各15克，干姜3片

【制作方法】

1. 把柴胡和桂枝分别用清水洗净，沥干水分，备用；干姜洗净。

2. 把柴胡、桂枝入锅，在锅中加入适量的清水，大火煮沸。

3. 煮沸后加入姜片，稍煮，然后转用小火煎煮20分钟即可。

【具体用法】

去渣取汤，稍凉即可饮用，适量即可。

TIPS: 桂枝的煎煮时间不宜过长，否则会使药效减弱。

柴胡清肝饮

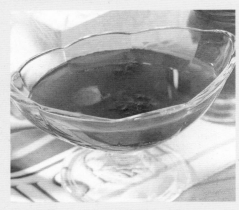

【调理功效】此茶有清热化痰的功效，能够缓解甲状腺结节患者颈部肿胀疼痛。

【准备材料】柴胡、夏枯草、栀子、青皮、黄芩、海蛤粉、瓜蒌仁、天花粉、连翘各适量

【制作方法】

1. 把柴胡、夏枯草、栀子、青皮、黄芩、瓜蒌仁、天花粉、连翘分别洗净，沥干水分。

2. 将所有药材入锅，在锅中加入适量的清水，锅置火上，用大火煮沸。

3. 加入海蛤粉，小火慢煎20分钟，最后去渣，饮用汤汁即可。

【具体用法】

将汤放置10分钟左右，即可服用。

右归饮

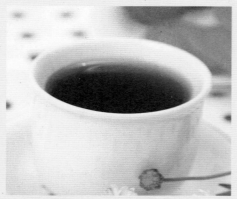

【调理功效】此饮有调和冲任的功效，可用于甲状腺结节患者面色无华、肾阳虚等。

【准备材料】熟地黄、仙茅各15克，枸杞5克，淫羊藿、杜仲、菟丝子、肉桂、附子各适量

【制作方法】

1 把熟地黄、仙茅、枸杞、淫羊藿、杜仲、菟丝子、肉桂、附子分别用清水洗净，沥干水分。

2 把熟地黄、仙茅、淫羊藿、杜仲、菟丝子、肉桂、附子一起入锅，加水，大火煮沸。最后入枸杞煮1小时，去渣取汁，熄火即可。

【具体用法】

放置5分钟后可饮用，每周1或2次最佳。

桃红四物饮

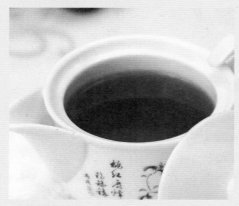

【调理功效】此汤具有养血祛瘀的功效，可适用于甲状腺结节患者肿块坚硬等症。

【准备材料】桃仁、红花、赤芍、丹参、三棱、莪术、泽兰、乳香、没药各适量

【制作方法】

1 将桃仁、红花、赤芍、丹参、三棱、莪术、泽兰、乳香、没药分别用清水洗净，沥干水分，备用。

2 将所有药材一起入锅，加入适量清水，盖上盖子，大火煮沸。

3 大火煮沸后转用小火，慢煎40分钟成药汤，捞起残渣即可。

【具体用法】

待汤稍微放凉，即可服用，经常饮用效果更佳。

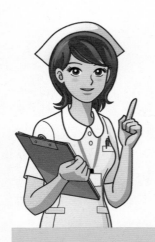

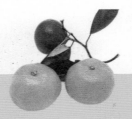

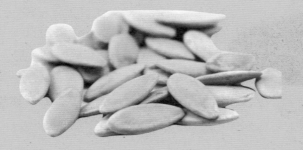

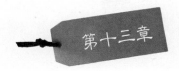

第十三章

甲状腺腺瘤

甲状腺腺瘤是一种良性的肿瘤。本章主要介绍甲状腺腺瘤的症状、病因、危害、宜食食物、忌食食物、居家中医疗法，让患者和家属能够全面了解这种疾病，从而更好地护理和治疗疾病。

甲状腺腺瘤

甲状腺腺瘤是一种颈部的常见肿瘤，起源于甲状腺滤泡细胞，形状和核桃比较相似，质地也比较坚硬，通常会随着吞咽而上下移动，是一种良性的肿瘤。

症状

甲状腺腺瘤患者一般没有任何不适，所以肿块不易被发现。肿瘤一般都是单发的，位于甲状腺峡部，质地硬、光滑、无压痛，边缘清楚，随吞咽上下活动，一旦恶变和出血，瘤体会迅速增大，伴有胀痛感，会出现声音嘶哑、呼吸困难等压迫症状。

病因

调查表明，甲状腺腺瘤的发病原因与性别、遗传因素、放射性照射、促甲状腺激素过度刺激等有关，特别是幼年时期头、颈、胸部曾经进行过X线照射治疗的人，其甲状腺腺瘤的发病率明显增高。

危害

良性甲状腺腺瘤手术后一般预后效果都较好，不会出现复发，对身体没有较大的影响，但是如果早期没有发现，治疗延时或治疗效果不好时就会对人体造成危害。

当患者已经出现声音嘶哑、吞咽困难、有异物感时，这种情况下说明甲状腺肿瘤较大，切除后会连累声带和食管，直接危害到身体器官，影响到手术后的生活质量。

当患者认为甲状腺腺瘤的恶性程度低，没有重视，也没有进行手术时，则很有可能在此后发展为恶性肿瘤，直接危害到生命安全。

甲状腺腺瘤不仅会危害人们的身体健康，久治不愈还会影响患者的心理健康。如果不及时治疗的话是十分危险的，可能造成一系列的全身性病症或者癌症。

不用在乎食物碘含量，多食高糖类食物

莲子

糖类含量　64.2克/100克
碘含量　6.3微克/100克

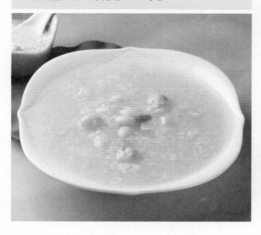

灵芝莲子百合粥

原料 水发大米150克，水发莲子70克，鲜百合40克，灵芝20克，白糖适量

制作

1　砂锅中注入清水烧开，入灵芝煎煮，直至析出有效成分，再将灵芝捞出来。

2　锅中倒入洗净的大米、莲子、鲜百合，拌匀，煮至米粒熟软。

3　最后再加入适量的白糖，稍煮，至粥成即可。

大麦

糖类含量　63.4克/100克
碘含量　0微克/100克

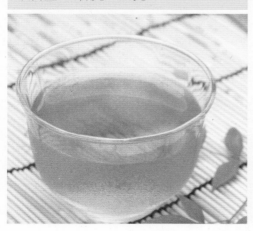

大麦茶

原料 大麦250克，白糖适量

制作

1　将大麦去掉外壳，用适量的清水洗净，晾干。

2　将处理好的大麦放进锅中，用小火炒黄、炒酥。

3　将炒好的大麦放入杯中，加入适量白糖，倒入开水冲泡即可。

银耳

糖类含量　36.9克/100克
碘含量　0微克/100克

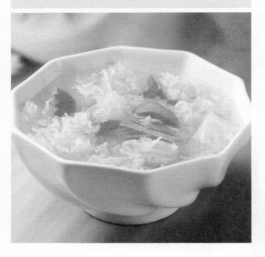

胡萝卜银耳汤

原料 胡萝卜200克，水发银耳160克，冰糖30克

制作

1 将洗净去皮的胡萝卜对半切开，切滚刀块；洗好的银耳切去根部，再切成小块。

2 砂锅中注入适量清水烧开，入胡萝卜块和银耳，用大火煮沸后转小火炖30分钟，至银耳熟软。

3 最后再加入少许冰糖，搅拌匀，煮至冰糖完全溶化即可。

芝麻

糖类含量　40克/100克
碘含量　0微克/100克

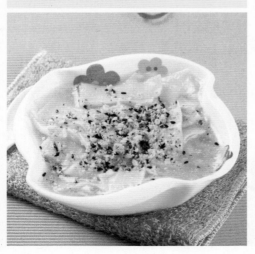

芝麻核桃面皮

原料 黑芝麻25克，核桃肉20克，面皮100克，胡萝卜45克，盐2克，酱油、食用油各适量

制作

1 胡萝卜洗净，切丝；面皮切片。

2 锅烧热，倒入洗净的核桃、黑芝麻炒出香味，盛出，磨成粉末。

3 锅中加水，入胡萝卜丝煮至熟透，捞起胡萝卜，留汁，入盐、酱油、食用油煮沸。倒入面皮煮3分钟至面片熟透，盛出装碗，撒上核桃黑芝麻粉即可。

🍴 不用在乎食物碘含量，多食高蛋白质食物

豆腐皮

蛋白质含量　44.6克/100克

碘含量　5微克/100克

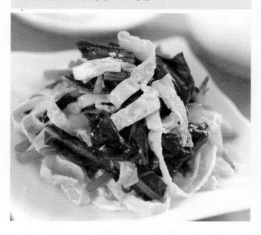

▎素炒豆皮

原料 豆皮300克，油麦菜300克，盐3克，蒜适量，食用油适量

制作

1　豆皮洗净，沥干，切丝备用；油麦菜洗净，沥干切段；蒜洗净切末。

2　锅中注油烧热，下蒜末爆香，加入豆皮翻炒几下，再加入油麦菜同炒至熟。

3　加盐调味即可。

黄花菜

蛋白质含量　19.4克/100克

碘含量　0微克/100克

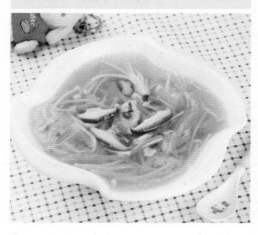

▎黄花菜健脑汤

原料 水发黄花菜80克，鲜香菇40克，金针菇90克，瘦肉100克，葱花少许，盐3克，食用油适量

制作

1　鲜香菇洗净，切片；黄花菜去蒂，泡发；金针菇洗净；瘦肉洗净，切片，加盐腌渍。

2　锅中加水烧开，倒食用油，入香菇片、黄花菜、金针菇，加盐，大火煮沸。倒入瘦肉片拌匀，用大火煮约1分钟至熟，撒葱花即成。

枸杞

蛋白质含量　　13.9克/100克
碘含量　　0

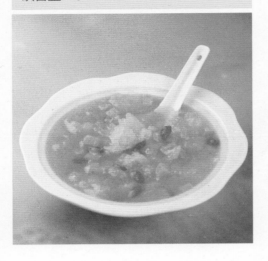

猪蹄

蛋白质含量　　22.6克/100克
碘含量　　0.12微克/100克

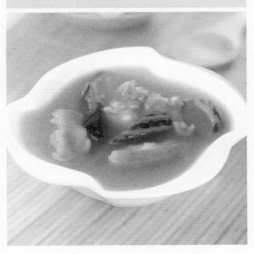

▋红薯银耳枸杞羹

原料 水发银耳100克，红薯90克，冰糖40克，枸杞10克，水淀粉适量

制作

1 将银耳洗净，切除黄色根部，切小块；红薯洗净去皮，切丁。

2 锅中加水烧开，倒入银耳煮1分钟后捞出，沥干。

3 砂锅中注入适量清水烧开，倒入红薯丁、银耳，撒上枸杞，小火煮约20分钟，至银耳熟软。放入冰糖拌匀，续煮至冰糖溶化，倒入适量水淀粉拌至汤汁浓稠即成。

▋灵芝煲猪蹄

原料 猪蹄块500克，丝瓜150克，灵芝20克，盐3克，料酒15毫升

制作

1 将丝瓜洗净，切滚刀块。

2 锅中注入清水烧热，倒入洗净的猪蹄块，淋料酒，煮半分钟，去除血渍后捞出，沥干水分。

3 砂锅中加水烧开，倒入猪蹄块，放入灵芝，煮沸后用小火煮约60分钟，至食材熟透。倒入丝瓜块拌匀，转中火续煮约2分钟至熟软，加盐调味，煮至汤汁入味即成。

扇贝

蛋白质含量　11.1克/100克
碘含量　0

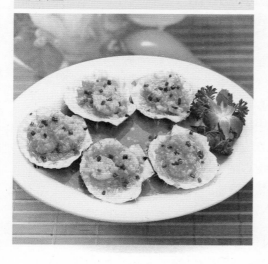

燕麦

蛋白质含量　15微克/100克
碘含量　0

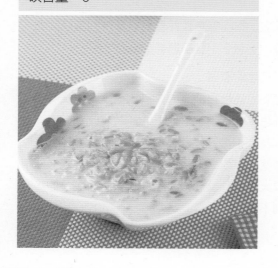

粉丝蒸扇贝

原料粉丝200克，扇贝300克，蒜30克，葱15克，酱油5毫升，食用油适量

制作

1　粉丝泡软；扇贝洗净，取出贝肉，留下贝壳，再洗净泥沙；蒜、葱洗净，切碎。
2　烧热油，入蒜蓉和粉丝翻炒至熟，放入扇贝中，淋上酱油后入蒸锅。
3　蒸熟后撒上葱花即可。

奶香燕麦粥

原料燕麦片75克，松仁20克，配方奶粉30克，白糖适量

制作

1　汤锅中注入适量清水，用大火烧开，入准备好的燕麦片，再放入适量洗净的松仁，用锅勺搅拌均匀。
2　盖上锅的盖子，用小火煮30分钟至食材熟烂。
3　揭盖，放入适量配方奶粉、白糖，搅拌均匀，用大火煮开即成。

甲状腺腺瘤
患者禁食食物

冷饮

不宜喝的原因：

冷饮在夏季尤其受欢迎，但是冰冻过的冷饮具有刺激性，可使支气管收缩痉挛，从而加重甲状腺腺瘤患者咽喉的不适症状，而且大部分的冷饮都属于碳酸饮料，进入血液后还会使心跳加快，肺呼吸功能降低，从而影响甲状腺腺瘤的病情。

榨菜

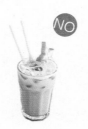

不宜吃的原因：

榨菜在制作的过程中加入了大量的盐腌渍，故其中的钠含量很高，可达 4.1 微克 /100 克以上，过多食用可导致全身浮肿以及腹水，加重甲状腺腺瘤的病情。此外，在制作过程中也会加入干辣椒粉、花椒、茴香、胡椒、肉桂等热性并且具有辛辣刺激性的调料，不利于甲状腺腺瘤的病情。

桂皮

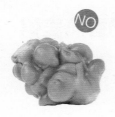

不宜吃的原因：

桂皮的热量和糖类的含量均很高，甲状腺疾病患者多食不利于体重的控制。此外，肉桂本身有小毒，如果食用过量，可发生头晕、眼花、眼涩、眼涨、咳嗽、尿少、干渴、脉数大等毒性反应，对于甲状腺腺瘤病情的控制不利。

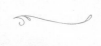
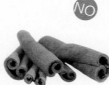

花椒

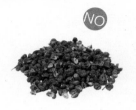

不宜吃的原因：

花椒属于热性的调料，多食易导致燥热内积，还会耗损甲状腺腺瘤患者大肠中的水分，很有可能并发排便不畅等症状。此外，花椒味道的刺激性很强，尤其容易加重甲状腺腺瘤患者瘤体增大时的胀痛感，会对咽喉不利。此外，花椒多食容易导致上火，甲状腺腺瘤患者应尽量避免食用。

八角

不宜吃的原因：

八角的钾含量很高，甲状腺疾病患者如果过量摄入会增加肾脏的负担，使甲状腺疾病患者并发肾脏疾病。此外，八角的热量较高，过多的热量摄入容易使血糖、血压升高，引起肥胖，甚至会引起动脉粥样硬化、脑卒中等一系列并发症，不利于甲状腺腺瘤患者的身体健康。

生姜

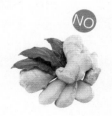

不宜吃的原因：

生姜味辛，含有一种芳香性挥发油，其成分为"姜油酮"，其刺激性很强，会刺激交感神经，甚至会诱发神经衰弱，不利于甲状腺腺瘤的病情。而且生姜性微温，多食会引起失眠多梦、性情急躁易怒、不思饮食、大便秘结等一系列不良症状，故患有甲状腺腺瘤者应禁食，避免引起并发症加重病情。

居家中医疗法

四海疏郁饮

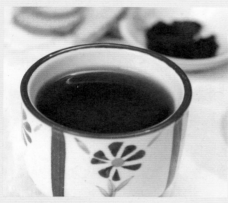

【调理功效】此饮有显著的消肿功效，对于甲状腺腺瘤的气郁痰阻更佳，有缓解心悸、出汗不止等症状的作用。

【准备材料】浙贝母、穿山甲、远志、赤白芍、酸枣仁、芡实、当归各适量

【制作方法】

1 把浙贝母、穿山甲、远志、赤白芍、酸枣仁、芡实、当归均洗净，沥干。

2 将所有材料一起入锅，加水适量，大火煮沸。然后转小火稍煎，去渣取汤汁即可。

【具体用法】

将汤放置10分钟左右即可服用。每日1剂，连续服用1个月。

TIPS: 凡有实邪郁火及患有滑泄症者慎服酸枣仁。

金夏消瘿饮

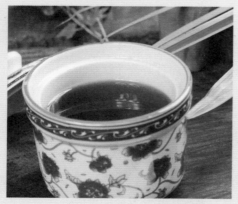

【调理功效】此饮有消肿解郁之效，服15服药后一般肿块会变软，30服后肿块变小，有解郁祛肿、化痰散结的作用。

【准备材料】金樱子、夏枯草各30克，青皮、半夏、茯苓、郁金、广木香各10克，海藻、浙贝母各15克

【制作方法】

1 把金樱子、夏枯草、青皮、半夏、茯苓、郁金、广木香、海藻、浙贝母分别洗净，沥干水分。

2 锅置火上，把所有材料一起入锅，在锅中加入适量的清水，大火煮沸。

3 大火煮沸后转用小火，慢煎成汤汁，去渣取汁即可。

【具体用法】

每日1服，分为早、晚2次服用。

半枝莲排毒茶

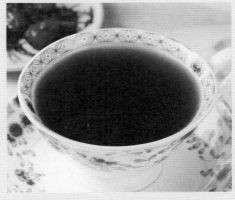

【调理功效】此茶有消肿祛瘀的功效，对于癌肿、甲状腺肿都具有一定的功效，还有清热解毒、活血消肿之效。

【准备材料】蛇舌草40克，半枝莲、蒲公英各20克，红枣8颗，红糖适量

【制作方法】

1 将蛇舌草、半枝莲、蒲公英和红枣分别洗净。

2 将洗净的材料与水一同置入锅中，先以大火煮滚后改转小火熬煮1小时。

3 将所有草药过滤后，依个人喜好加入适量红糖拌匀，放凉即可。

【具体用法】

将汤放置10分钟左右即可服用。经常适量饮用。

三棱莪术饮

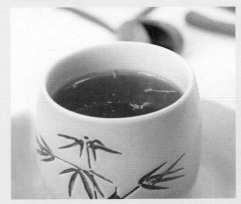

【调理功效】此茶饮具有行气止痛之效，对于甲状腺腺瘤患者还具备很好的软坚消肿功效。

【准备材料】三棱8克，莪术、桃仁、丹参、柴胡、香附各适量

【制作方法】

1 把三棱、莪术、桃仁、丹参、柴胡、香附等分别洗净，备用。

2 将所有材料入锅，加适量清水，锅置火上，大火煮开。

3 转小火稍煮，捞起药材即可。

【具体用法】

每天服用1剂，分早、晚2次服用。

TIPS: 体虚无瘀滞者、瘀症出血者、孕妇不宜用三棱。

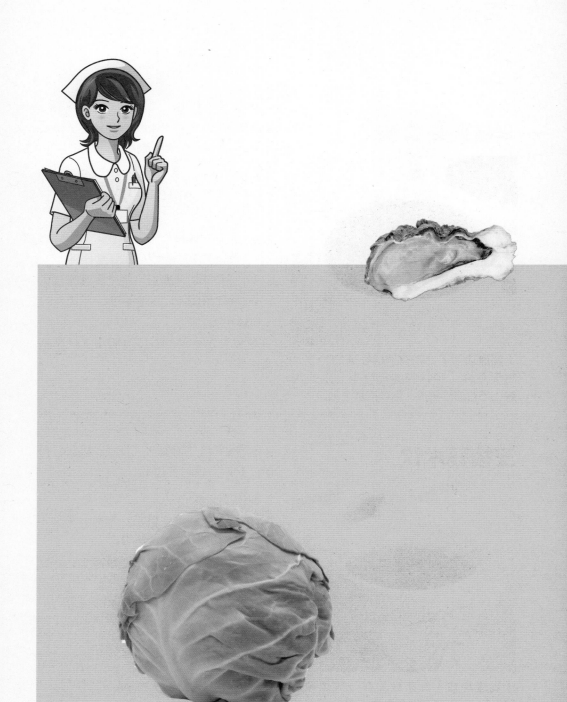

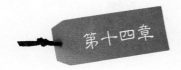

第十四章

甲状腺癌

甲状腺癌，是甲状腺恶性肿瘤。本章主要介绍甲状腺癌的症状、病因、危害、宜食食物、忌食食物、居家中医疗法，让患者和家属能够全面了解这种疾病，从而更好地护理和治疗疾病。

甲状腺癌

甲状腺癌，即甲状腺恶性肿瘤，大约占全身恶性肿瘤的1微克/100克，在地方性结节性甲状腺肿流行区的发病率很高，而且绝大部分的甲状腺癌都是起源于滤泡上皮细胞。

症状

甲状腺癌的早期诊断对疾病治疗很重要，但就目前的诊断方法而言，无论症状、触诊、超声、CT等都没有办法百分之百确定或排除甲状腺癌。一般的甲状腺癌患者会出现以下症状：

甲状腺内发现肿块，质地硬而固定、表面不平，腺体在吞咽时还会上下移动。

癌症晚期可产生声音嘶哑、呼吸困难，以及交感神经受压引起Horner综合征及侵犯颈丛出现耳、肩处疼痛，还会有局部淋巴结及远处器官转移等出现。

病因

造成甲状腺癌的病因因素是多方面的，但是一般认为与摄入过量的碘或缺乏碘、放射性损伤、遗传、其他甲状腺病变等因素有密切关系。

不管是摄入过量的碘抑或是缺碘都会引起甲状腺的结构和功能发生改变，并且和甲状腺癌的发生有密切关系。

动物实验表明，用X线照射甲状腺能促使动物发生甲状腺癌。

调查发现，甲状腺髓样癌有明显的家族史，而且常合并有嗜铬细胞瘤等，所以这类癌症可能与染色体遗传因素有关。

临床上的甲状腺腺瘤、慢性甲状腺炎等病都有发生癌变的可能，故其他甲状腺病变也可能是引发甲状腺癌的因素。

危害

甲状腺癌是一种恶性肿瘤，它对人体健康会构成多方面的损害，包括对肝脏功能、肾功能、呼吸系统等都会有不同的危害。病情过于严重时甚至会有生命危险。

🍳 不用在乎食物碘含量，多食高维生素 E 食物

苹果

维生素E含量　0.02克/100克
碘含量　0微克/100克

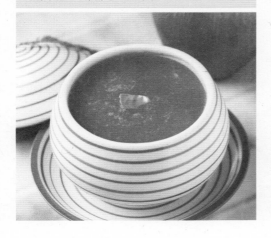

口蘑

维生素E含量　0.008克/100克
碘含量　0微克/100克

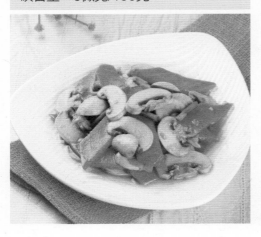

▍苹果汁

原料苹果2个，白糖少许

制作

1. 苹果去皮，去核，洗净，切成块，再切丁。
2. 将苹果丁放入榨汁机中。
3. 往榨汁机中再加入适量温开水，倒入白糖，按下按钮，榨出果汁。
4. 最后把苹果汁倒入杯中，搅拌均匀，即可饮用。

▍胡萝卜炒口蘑

原料胡萝卜120克，口蘑100克，姜片、蒜末、葱段各少许，盐2克，料酒、酱油各适量，食用油适量

制作

1. 口蘑洗净，切片；胡萝卜去皮洗净，切片；将口蘑片和胡萝卜片入沸水中汆熟，捞出。
2. 将姜片、蒜末、葱段入油锅，用大火爆香，再加入胡萝卜和口蘑，淋入料酒、酱油，加入盐，翻炒至食材入味即成。

不用在乎食物碘含量，多食高维生素 C 食物

草莓

维生素C含量　0.05克/100克
碘含量　0微克/100克

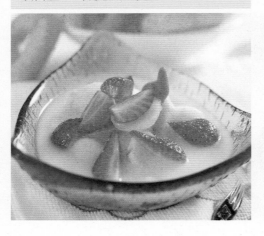

草莓活力点心

原料 油桃1个，苹果50克，草莓30克，胡萝卜20克，牛奶300毫升

制作

1　将油桃洗净，去皮、核，切块。

2　将苹果洗净，去皮、核，切块。

3　草莓洗净切块；胡萝卜洗净切块备用。

4　然后将所有的材料放入碗中，再倒入牛奶即可。

橙子

维生素C含量　0.033克/100克
碘含量　0.9微克/100克

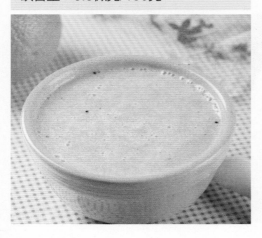

猕猴桃橙奶

原料 橙子80克，猕猴桃50克，牛奶150毫升，冰糖适量

制作

1　将猕猴桃去皮，洗净，切丁；橙子去皮，洗净，切小块。

2　取榨汁机，倒入橙子、猕猴桃、牛奶、冰糖。

3　盖上盖子，选择"搅拌"功能，榨汁即成。

柠檬

维生素C含量　0.022克/100克

碘含量　0微克/100克

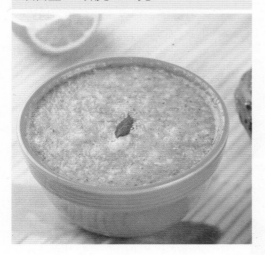

菠萝

维生素C含量　0.018克/100克

碘含量　4.1微克/100克

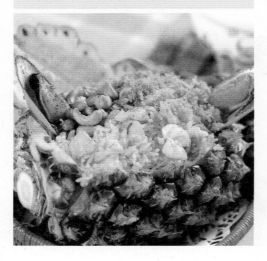

▌ 黄瓜柠檬汁

原料 黄瓜120克，柠檬70克，蜂蜜适量

制作

1　将黄瓜洗净，去皮、瓤，切丁，备用。

2　将柠檬洗净，去核，切片。

3　将切好的黄瓜、柠檬倒入搅拌杯中，加温开水，榨取蔬果汁。

4　最后加入适量的蜂蜜，搅拌均匀即可。

▌ 菠萝海鲜炒饭

原料 菠萝1个，虾仁3粒，鲜鱿20克，带子20克，鱼柳20克，鸡蛋1个，米饭200克，猪肉松10克，炸腰果10克，泰国咖喱粉5克，盐3克，食用油适量

制作

1　菠萝剖开取肉切粒；海鲜洗净切粒过油；鸡蛋去壳打成蛋汁。

2　热锅放油，米饭入锅中炒香，加蛋略炒后加入海鲜粒、菠萝粒，大火炒干后，加入调料炒匀。

3　装入菠萝壳内，再放入猪肉松及炸腰果即可。

不用在乎食物碘含量，多食高硒元素食物

牡蛎

硒含量　0.000086克/100克

碘含量　0微克/100克

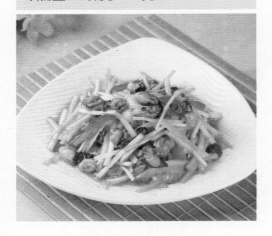

韭黄炒牡蛎

原料 牡蛎肉400克，韭黄段200克，彩椒条50克，姜片、蒜末、葱花各少许，生粉15克，生抽、盐、料酒各适量，食用油适量

制作

1 洗净的牡蛎肉装入碗中，加入适量料酒、盐、生粉拌匀，然后入沸水中汆煮，捞出。

2 热锅注油烧热，放入牡蛎、姜片、蒜末、葱花爆香，淋入生抽，再倒入适量料酒，炒匀提味，倒入韭黄段炒匀，加鸡粉和盐。

蟹

硒含量　0.000056克/100克

碘含量　0微克/100克

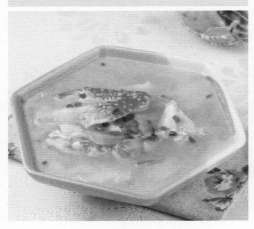

花蟹冬瓜汤

原料 花蟹1只，冬瓜100克，盐3克，鸡粉3克，葱花少许，料酒5毫升，食用油适量

制作

1 将洗净的花蟹切开，去除内脏，再切成小块，待用；洗净去皮的冬瓜切成片。

2 油锅烧热，放入冬瓜片翻炒，再放入花蟹，淋入料酒，炒香、炒透，注入适量清水，搅拌几下，小火煮至食材熟透。加入盐、鸡粉，撒上葱花，拌匀即可。

虾

硒含量　0.000029克/100克
碘含量　0微克/100克

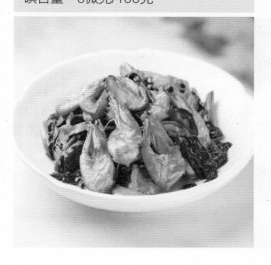

鲍鱼

硒含量　0.000021克/100克
碘含量　0微克/100克

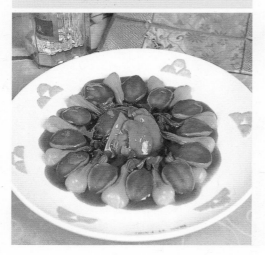

茼蒿香菇炒虾

原料 茼蒿180克，基围虾100克，水发香菇50克，蒜末、葱段各少许，盐、鸡粉各2克，料酒5毫升，水淀粉适量，食用油适量

制作

1 香菇洗净，切丝；茼蒿洗净，切段；基围虾去除头须洗净。
2 蒜末、葱段入油锅爆香，入香菇丝、茼蒿，翻炒几下，然后淋入少许料酒、炒香、炒透。
3 最后加盐、鸡粉炒匀，倒入少许水淀粉，快速翻炒匀，至食材熟透、入味即可。

白灵菇扒鲍脯

原料 鲍脯250克，油菜150克，白灵菇100克，盐、鸡精各2克，酱油、水淀粉各适量，食用油适量

制作

1 鲍脯洗净；油菜洗净；白灵菇洗净，切片，入沸水中焯熟后，摆在盘中间。
2 油烧热，入鲍脯翻炒片刻，加盐、鸡精、酱油调味，稍微加点水烧至熟透，用水淀粉勾芡，装盘。锅中水烧开，入油菜焯熟后，摆盘即可。

猪肝

硒含量　0.000019克/100克
碘含量　0微克/100克

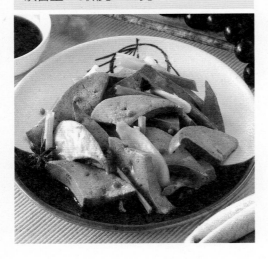

椒麻猪肝

原料 猪肝300克，盐、白糖、料酒、芝麻油、葱段、花椒、八角各适量

制作

1　猪肝洗净，放入滚水中烫去血水，捞出备用。

2　锅中加入盐、白糖、料酒、花椒、葱段、八角和适量水煮开，再加入猪肝，小火煮10分钟，捞出沥干，切片，排入盘中，淋入芝麻油即可端出。

人参

硒含量　0.000015克/100克
碘含量　0微克/100克

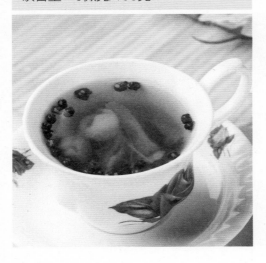

桂圆人参茶

原料 人参5克，桂圆15克，五味子8克，绿茶6克，白糖少许

制作

1　将人参用清水洗净，再捞出，沥干水分；将桂圆取肉，洗净；五味子洗净。

2　砂锅中注入适量清水，用大火烧开，再放入人参、桂圆肉、五味子，煮至沸腾，再改小火，稍煮10分钟。

3　往锅中放入适量白糖，煮至糖溶，即可倒入装有绿茶的杯中。

甲状腺癌患者
禁食食物

油条

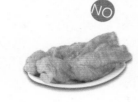

不宜吃的原因：

经过高温的油脂所含的必需脂肪酸和脂溶性维生素 A、维生素 D、维生素 E 会遭到氧化破坏，使油脂的营养价值降低，食用油条难以起到补充甲状腺癌患者所需的多种维生素的作用。此外，油条在制作时，需加入一定量的明矾，而明矾是一种含铝的无机物，过量摄入对人体健康不利。

芥末

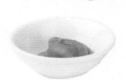

不宜吃的原因：

芥末微苦，辛辣芳香，具有催泪性的强烈刺激性辣味，食用后可以使心跳加快、血压升高，甲状腺疾病患者会有呼吸困难，甚至伴随有肝脏功能损害的情况，因此必须禁食。此外，患有眼症的甲状腺疾病患者更应忌食芥末，避免加重症状。

胡椒

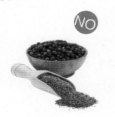

不宜吃的原因：

胡椒是热性的食物，过量食用会使甲状腺癌患者的消化功能紊乱，还可能会导致胃部不适、便秘、消化不良，这可能会对本来就有吞咽困难的甲状腺癌患者造成一定程度的刺激。而且，长期食用胡椒的话，还可能会使癌症患者头目胀痛、口苦咽干，对病情十分不利。

咖啡

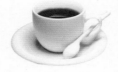

不宜喝的原因：

咖啡中含有咖啡因，咖啡因是一种黄嘌呤生物碱化合物，有兴奋人的中枢神经的作用，过量饮用咖啡会影响睡眠质量，久之还会引起神经衰弱，不利于甲状腺癌患者病情的恢复。此外，咖啡的热量和脂肪含量均很高，经常饮用会使血脂过高，也会增加患高血压的概率，不利于身体健康。

咸鸭蛋

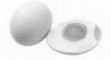

不宜吃的原因：

咸鸭蛋是含钠量极高的食物，100 克咸鸭蛋中就含钠 2706.1 毫克，而过量的钠摄入会发生水、钠的潴留，增加血容量，从而使血压升高，增加心脏负担，甚至会诱发心脏病，这对本身就可能有呼吸困难、肝肾功能受损的甲状腺癌患者十分不利。

熏肉

不宜吃的原因：

熏肉的热量很高，食用后可引起肥胖，不利于甲状腺疾病患者对体重的控制。此外，熏肉在制作过程中加入了很多盐腌渍，大量的摄入不仅对甲状腺癌病情不利，还有可能会诱发高血压疾病，而且熏肉在制作过程中可能会产生致癌的亚硝酸盐，对甲状腺癌患者尤其不利。

居家中医疗法

金银花栀子清热茶

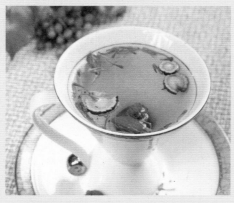

【准备材料】金银花、栀子、山楂各15克，甘草5克

【制作方法】

1 将栀子、甘草、山楂分别洗净，放入锅内加适量水，煮约15分钟。

2 加入洗净的金银花，续煮5分钟即可盛出。

【具体用法】

可代茶饮，适量服用。

【调理功效】本茶对甲状腺癌患者有良好的辅助治疗功效。

TIPS: 脾胃虚寒者不宜饮用本品。

紫罗兰甘草茶

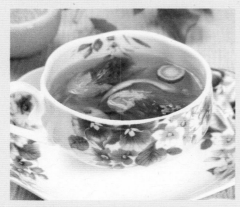

【准备材料】紫罗兰5克，甘草3片，柠檬汁10毫升，冰糖10克，柠檬皮适量

【制作方法】

1 将紫罗兰、甘草分别洗净，备用。

2 将紫罗兰、甘草一起置入壶中，冲入热开水，闷约4分钟。

3 再加入柠檬汁、冰糖及柠檬皮，充分搅拌均匀即可。

【具体用法】

适量温服，经常饮用即可。

【调理功效】此茶具有健脾化痰、消瘿散结之效，适用于甲状腺癌患者胸闷痰多、肢体倦怠、颈部肿块质硬等症状。

TIPS: 有腹泻症状的人不宜饮用此茶。

丁香绿茶

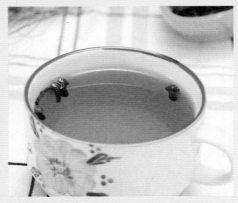

【准备材料】丁香适量，绿茶少许

【制作方法】

1 将少许丁香、绿茶洗净放入杯中。

2 用开水冲泡，然后倒出茶水留茶叶。

3 再放入开水浸泡，1~2分钟后即可饮用。

【具体用法】

每日1次，随量饮用即可。

【调理功效】本品具有抵抗病毒、消炎止痛的功效，对于甲状腺癌患者的肝气郁结、胸胁疼痛等症者有缓解作用。

TIPS: 胃寒、孕妇以及产妇在哺乳期不宜饮用绿茶。

菊花桔梗雪梨饮

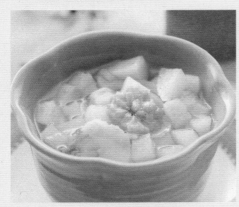

【准备材料】菊花5朵、桔梗10克，雪梨1个，冰糖适量

【制作方法】

1 将菊花、桔梗洗净，加水800毫升煮开，转小火继续煮10分钟，去渣留汁入冰糖调匀，盛起待凉。

2 将雪梨洗净削皮后，梨肉切丁，加入已凉的汤中即可。

【具体用法】

适量食用，可每日1次。

【调理功效】本品具有清肺祛痰、滋阴补肾的功效，适合失眠、身体虚弱的甲状腺癌患者食用。

TIPS: 寒性体质的人不宜过多服用本品。